Guía fácil de fermentación

APRENDE A CONSERVAR Y FERMENTAR ALIMENTOS CON RECETAS CREATIVAS

LAURA TORRES

Redbook

© 2023, Redbook Ediciones, s. l., Barcelona

Diseño de cubierta: Regina Richling

Diseño de interior: Primo Tempo

ISBN: 978-84-9917-701-4

Depósito legal: B-323-2023

Impreso por Andalusí Gráficas Polígono Ind. Zárate Camino Nuevo de Peligros s/n 18210 Peligros (Granada)

Impreso en España - *Printed in Spain*

Índice

Índice de recetas

Introducción

¿Por qué fermentar?

Beneficios de los alimentos fermentados

Hoy se van conociendo mejor los beneficiosos efectos de los fermentados sobre la microbiota en el organismo, además de ser, en general, un tipo de alimentos nutritivos de gran digestibilidad. En el libro repasaremos un poco los beneficios del consumo de los alimentos fermentados, naturales y sin pasteurizar… junto con deliciosas recetas para todos los paladares.

De Europa al Japón

Los alimentos fermentados han formado parte de la alimentación habitual de pueblos muy distantes, geográfica y culturalmente. Entre el uso del milagroso yogur en los Balcanes, de la col fermentada en vino de los países centroeuropeos, o de las múltiples especialidades japonesas existen muchas diferencias culturales y alimenticias, pero todas estas prácticas tienen un denominador común: el empleo de ciertos fermentos que potencian el valor nutritivo de los alimentos, que permiten su larga conservación y que en ciertos casos les otorgan propiedades realmente extraordinarias.

Los fermentados supusieron en el pasado un gran alivio económico para las sociedades antiguas, porque permitirían conservar, durante largos períodos de tiempo, alimentos que de otra manera se habrían echado a perder.

Entre los alimentos fermentados hay que citar un par que prácticamente no abordaremos en este libro, pero que son de los más consumidos hoy en día: el vino y la cerveza. Ambos son el resultado de la fermentación por parte de diferentes levaduras del mosto de la uva y de las maltas de cereales. Aun-

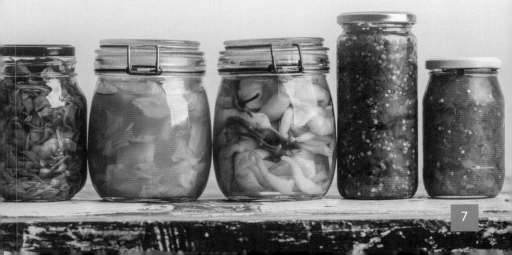

que en este libro incluimos recetas que requieren fermentación alcohólica, son las menos posibles.

La fermentación de alimentos

Los alimentos fermentados son el fruto de la acción de un microorganismo sobre un alimento. Esta propiedad ha sido utilizada durante miles de años para mejorar el sabor, para enmascarar malos gustos o para facilitar la conservación. El proceso de fermentación ejerce un efecto conservante sobre los alimentos y ha sido una buena solución para que los humanos se nutrieran cuando los alimentos frescos escaseaban. Además, convierte los almidones en compuestos nutritivos y asimilables, más fáciles de digerir.

Tomar alimentos fermentados mejora nuestra digestión porque se introducen cultivos probióticos vivos en nuestro intestino, y contribuyen a que absorbamos una mayor cantidad de nutrientes de los alimentos que ingerimos.

Microbios «buenos»

Los alimentos fermentados han sido modificados por la actividad microbiana. Ciertas bacterias ejercen un efecto más o menos benigno, otras son manifiestamente beneficiosas y las hay que resultan perjudiciales. Cuando un sistema microbiano está equilibrado, ya sea en nuestro intestino o en nuestros alimentos, los microorganismos nocivos se mantienen bajo control por unas bacterias favorables. Cuando dicho sistema se altera, los microbios perniciosos pueden prevalecer y desarrollarse a expensas de los beneficiosos. En ello estriba la diferencia existente entre un vino de calidad y un zumo de uva contaminado por mohos, o entre un delicioso queso y una leche deteriorada.

Dicho de otro modo, la fermentación es la degradación por parte de microbios de los carbohidratos en ácidos orgánicos (ácidos láctico y acético), o en azúcares, alcoholes o grasas. Este proceso tiene lugar en condiciones anaerobias (en ausencia de oxígeno). De esta manera, unos alimentos complejos son desdoblados en compuestos más simples y fáciles de asimilar por el organismo, reteniendo gran parte de su energía alimenticia.

Aunque una inmensa cantidad de microorganismos colonizan los alimentos humanos, tan sólo una pequeña parte de ellos son capaces de provocar este cambio benéfico en su potencial nutricio, y estos pocos necesitan unas condiciones de crecimiento muy especiales, que permitan exclusivamente su desarrollo y no el de otros microorganismos no deseables.

Por eso la primera condición para una buena fermentación de los alimentos es mantener estrictamente las condiciones de salinidad, temperatura y acidez precisas para la acción de los microorganismos y enzimas requeridos.

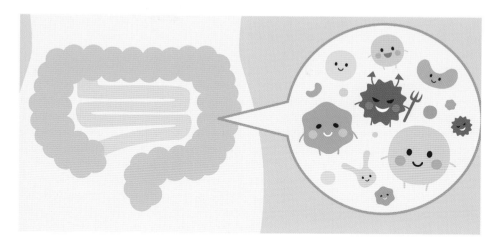

Enzimas

Los microbios producen enzimas que ayudan a acelerar el metabolismo del cuerpo con su sola presencia, sin «gastarse» en la reacción bioquímica producida. Sin su presencia la vida no sería posible, ya que las reacciones corporales serían tan lentas que el proceso de la vida no podría desarrollarse.

Los enzimas tienen la propiedad de transformar las grandes moléculas orgánicas en moléculas más pequeñas que sirven de alimento a las células microbianas. La ebullición los destruye y el frío los inactiva. Convertidos en esporas pueden vivir varios años.

¿Qué es la microbiota? El equilibrio de la flora intestinal

La microbiota intestinal, antes conocida como flora bacteriana, es la población de microbios que habita en nuestro sistema digestivo. Contiene mas de 100 billones de microorganismos diferentes y puede pesar hasta 2 kg por persona.

Estos habitantes que nos acompañan, nos ayudan a realizar procesos biológicos tan importantes como la capacidad de digerir ciertos alimentos, regular el sistema inmunitario y protegernos de enfermedades como el cáncer.

¿Qué debo hacer para gozar de una microbiota intestinal saludable?

Hemos de cuidarla como a otro órgano de nuestro cuerpo y, para empezar, no podemos dañarla. Con el estilo de vida actual, el tipo de alimentación que tenemos y la contaminación que nos rodea, se ve alterada de forma significativa. Además, la toma de antibióticos está directamente relacionada con el mal estado de estos microorganismos.

Cuando elegimos alimentos ecológicos, una alimentación mas equilibrada, un estilo de vida mas relajado y cercano a la naturaleza, nuestra microbiota puede recuperarse en poco tiempo.

¿Como puedo repoblar mi sistema digestivo?
Cada uno de los microorganimos que nos habita necesita unas condiciones específicas para vivir. Así, cada uno de ellos busca el lugar idóneo de nuestro sistema digestivo para poder implantarse y recibir el alimento con el que se sustenta.

La primera regla importante, es tener una alimentación variada, rica en fibra y alimentos no procesados. Esto hará de sustento de nuestra microbiota.

Además, estos microorganismos deben ser repoblados. Esto lo podemos conseguir consumiendo alimentos ricos en probióticos, como son una gran mayoría de alimentos fermentados.

Cuando los consumimos, además de nutrientes, estamos añadiendo bacterias, enzimas y levaduras que se van a instalar en las paredes del tracto digestivo, ayudándole a gozar de buena salud.

En todo el organismo
La microbiota intestinal es la más conocida y estudiada, pero podemos encontrar microbiota, es decir, microorganismos de gran interés, en la piel, en el tracto respiratorio inferior, en la boca y en la zona vaginal.

En todo caso hay que tener en cuenta que en estos momentos vivimos una auténtica revolución en los hallazgos científicos y la dietética relacionados con la microbiota intestinal y las demás microbiotas —se han descrito más de 310 especies diferentes—, y no sólo porque se descubren más y más sustancias probióticas, sino porque se conocen mucho más —y mejor— sus efectos.

Lactobacilos
Uno de los grandes beneficios que se atribuye a los alimentos fermentados es el de restablecer el equilibrio entre los diferentes microorganismos que pueblan nuestro intestino. Entre todos estos microorganismos, los más benéficos son los del género *Lactobacillus*, de los que el más importante terapéuticamente es el *Lactobacillus acidophilus*. También son de interés *L. bifidus*, *L. plantarum*, *L. leichmanii* y *L. fermentum*.

Al ser ingeridos, por ejemplo con el yogur, la mayoría de estos lactobacilos mueren al llegar al estómago, que es muy ácido y no permite su supervivencia. Algunos, sin embargo, resisten la acidez del estómago y pasan a repoblar nuestro intestino.

Los lactobacilos son microorganismos beneficiosos que favorecen los procesos de fermentación, frente a otras especies potencialmente más peligrosas que favorecen los procesos de putrefacción.

Una dieta lo suficientemente rica en carbohidratos y escasa en proteínas animales también favorece a los beneficiosos lactobacilos. Como se sabe, cuando un cereal o ciertos vegetales se corrompen, éstos fermentan. En cambio, cuando se corrompen la carne, el pescado, la leche o los huevos, éstos se pudren: la nariz nos delata esta importante diferencia.

Digestión y fermentación

En el proceso de la digestión no se «corrompen» los alimentos, pero, valga la redundancia, sí se «rompen», de ahí la utilidad de estos procesos de fermentación, para que tenga lugar la digestión adecuada. Aunque sea un tema poco delicado, hay que decir que el mismo olor de las heces o de los gases expulsados denota si una persona presenta un mayor predominio de la fermentación sobre la putrefacción, y si este equilibrio debe ser modificado en beneficio de una mayor fermentación.

¿Por qué es tan importante el equilibrio en la flora intestinal? Cuando los sistemas fisiológicos se ven descompensados, las defensas naturales frente a las bacterias nocivas pierden vigor. Y entonces podemos empezar a padecer todo tipo de trastornos, desde dolores de cabeza a diarreas o alergias.

Las malas opciones nutricionales, el estrés emocional, los malos hábitos de sueño e incluso las condiciones medioambientales pueden afectar a la flora intestinal. La incorporación de alimentos fermentados a nuestra dieta y, por tanto, de microorganismos vivos saludables, es una ayuda importante para el restablecimiento del equilibrio idóneo.

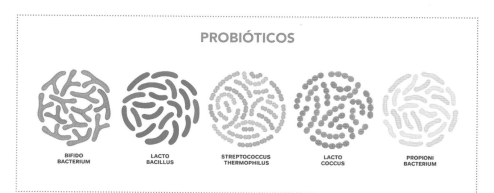

PROBIÓTICOS

BIFIDO BACTERIUM   LACTO BACILLUS   STREPTOCOCCUS THERMOPHILUS   LACTO COCCUS   PROPIONI BACTERIUM

Dale vida a tus bacterias. Una revolución saludable

La mayoría de bacterias que habitan en nuestro organismo nos ayudan a protegernos, no sólo de otras bacterias que puedan ser perjudiciales, sino de enfermedades o patologías que podemos sufrir. Hoy se sabe con certeza que tener una microbiota saludable nos favorece a la hora de gozar de buena salud.

Recordemos que en nuestros intestinos viven, en mayor o menor cantidad, múltiples gérmenes que, cuando proliferan, pueden dar lugar a severas infecciones, como por ejemplo la disentería o la candidiasis. El secreto, por tanto, está en mantenerlos «a raya» en beneficio de los microorganismos que interesan más a nuestro cuerpo.

En todo el organismo. La microbiota intestinal es la más conocida y estudiada, pero podemos encontrar microbiota, es decir, microorganismos de gran interés, en la piel, en el tracto respiratorio inferior, en la boca y en la zona vaginal.

¿Qué tipo de fermentados debo comer para gozar de una buena microbiota?

En cada uno de los alimentos fermentados crecen diferentes cepas que nos pueden beneficiar. En este caso, los apreciaremos... ¡sin pasteurizar!, siempre que sea posible. Hay alimentos fermentados, como la col ácida o el miso, que en algunos países son obligatoriamente esterilizados antes de su comercialización, lo cual los priva de toda su especial microflora tan beneficiosa para la salud. Conservan ingredientes que pueden beneficiar un equilibrio intestinal alterado, aunque ya en menor medida.

¿Qué cantidad de fermentados podemos tomar? Alrededor del 10% del total de las comidas. Recordemos que muchos microorganismos viven también en nuestras mucosas (saliva, ojos, vejiga de la orina, anal, vaginal), y que su equilibrio depende también del que tenga nuestra microflora intestinal. De este modo, un desequilibrio de la microflora intestinal puede provocar infecciones de mucosas, especialmente las debidas a hongos, como la *Candida albicans* (una gran parte de infecciones vaginales son debidas a una candidiasis).

Una alimentación milenaria

Los alimentos fermentados no sólo son de fácil digestibilidad, sino que además mejoran la de otros alimentos, especialmente los carbohidratos. En muchos casos los fermentados son en realidad alimentos predigeridos, que nos aportan los microorganismos que tanta falta le hacen al intestino. Quizá por eso, desde hace más de 5.000 años en las culturas tradicionales los han considerado como «elixires de longevidad». Es el caso de los pueblos del Cáucaso y el consumo de kéfir, la popular leche fermentada.

Está también el ejemplo del Japón, ya que los japoneses son en la actualidad la población con mayor esperanza de vida del mundo. Se suponía que era debido al consumo de pescado, que allí sustituye la carne animal, pero hoy se conocen bien dos factores decisivos: el consumo habitual de cereales y de productos fermentados en pequeñas cantidades.

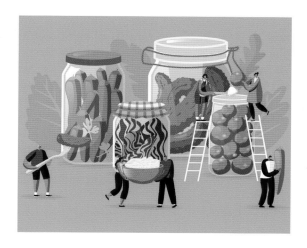

Fue precisamente un investigador japonés quien introdujo la atrevida teoría de que la sangre no sólo se elabora en la médula ósea, sino en el intestino delgado y a partir de los alimentos. En 2018 aquella teoría se confirmó, gracias a un trabajo de investigación sobre trasplantes de la Universidad de Columbia (EE.UU.). Por eso no debería ser necesario insistir tanto en la importancia de la elección, la calidad y la preparación de los alimentos por su influencia directa en la salud. En todo caso, los alimentos fermentados ofrecen un interés nutritivo incuestionable.

Interés nutritivo de los alimentos fermentados

■ La fermentación hace más digeribles los alimentos, sobre todo para niños, ancianos y personas debilitadas, que así los pueden asimilar mejor. Además, estimulan su apetito y les ayudan a recuperar el peso perdido en la convalecencia.

■ La fermentación destruye ciertas sustancias tóxicas e indeseables:
- los oligosacáridos de las leguminosas se descomponen en gran parte (de esa forma se evita que fermenten en el intestino grueso y produzcan gases intestinales);
- se descomponen las sustancias no nutritivas de la soja;
- se reduce el contenido de ácido fítico de cereales y leguminosas, lo que permite evitar una posible desmineralización;
- se descomponen total o parcialmente las micotoxinas, sustancias tóxicas que se producen cuando las condiciones de almacenamiento no son las adecuadas;
- se reduce la cantidad de nitritos y de las cancerígenas nitrosaminas.

■ La predigestión de los alimentos en la fermentación los transforma en sustancias de asimilación rápida. El almidón se convierte en maltosa y ésta en glucosa, la cual, a su vez, se transforma en ácido láctico. También ocurre con las proteínas.

■ Las fermentaciones enriquecen los alimentos en vitaminas y otros nutrientes:
- en el tempeh, un fermentado de soja (ver pág. 56) se produce un considerable aumento de vitamina B12, muy escasa en los vegetales.
- la cantidad de vitaminas B1, B2, B6 y PP también se incrementa con la fermentación. Lo mismo ocurre con la vitamina C de la col;
- algunos alimentos fermentados se enriquecen en proteínas, como por ejemplo el ketán, hecho con arroz, o el pozol (ver pág. 100), a base de maíz.

Tres virtudes
El alto interés medicinal de los alimentos fermentados es debido a tres virtudes fundamentales:
1. Inhibición de las bacterias patógenas: este efecto antiséptico se explica por la acidificación y la producción de substancias antibacterianas o antibióticas.

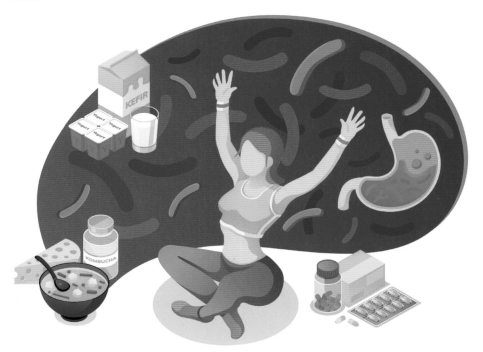

2. **Efectos benéficos sobre la microbiota intestinal:** en donde las bacterias lácticas desempeñan un papel importante, que permite:
   - activar la digestión de glúcidos y proteínas;
   - sintetizar vitaminas de los grupos B y K;
   - acidificar el tracto intestinal, produciendo una inhibición de los gérmenes patógenos;
   - sintetizar sustancias antibióticas;
   - participar en la descomposición de algunas sustancias cancerígenas, como las nitrosaminas.
3. **Papel benéfico del ácido láctico en el organismo:**
   - es un elemento esencial del metabolismo celular;
   - aumenta la intensidad de la respiración celular y estimula el tono muscular cardiaco;
   - es un desinfectante natural.

El equilibrio

Seguir una alimentación equilibrada sigue siendo el mejor sistema para lograr una saludable microbiota o microflora intestinal. «Equilibrada»: eso es fácil de decir y complicado de llevar a la práctica. ¿Por qué? Porque aunque cada vez disponemos de más y mejor información… también nos hemos vuelto muy perezosos con la comida. Dedicamos muy poco tiempo a estar en la cocina, en la preparación de alimentos frescos y naturales. Y tampoco nos apetece masticar demasiado. El resultado es bien conocido: la industria alimentaria se frota las manos con ello, y nuestra alimentación está cada vez más desnaturalizada y desvitalizada.

Como el propio nombre indica, los probióticos y los antibióticos llevan a cabo tareas contrapuestas. Es decir, hay quien toma antibióticos para causar la muerte o el debilitamiento de las bacterias perniciosas cuando hay más de la cuenta, provocando enfermedades. En cambio, consumimos probióticos porque fomentan el crecimiento de las bacterias saludables que prestan apoyo al sistema inmunitario.

Los fermentados probióticos también pueden ser un complemento eficaz para quienes presenten una digestión perturbada, con formación de gases y heces excesivamente putrefactas.

Ahora bien, ¿es difícil obtener alimentos fermentados? Tenemos buenas noticias. Vamos a verlo.

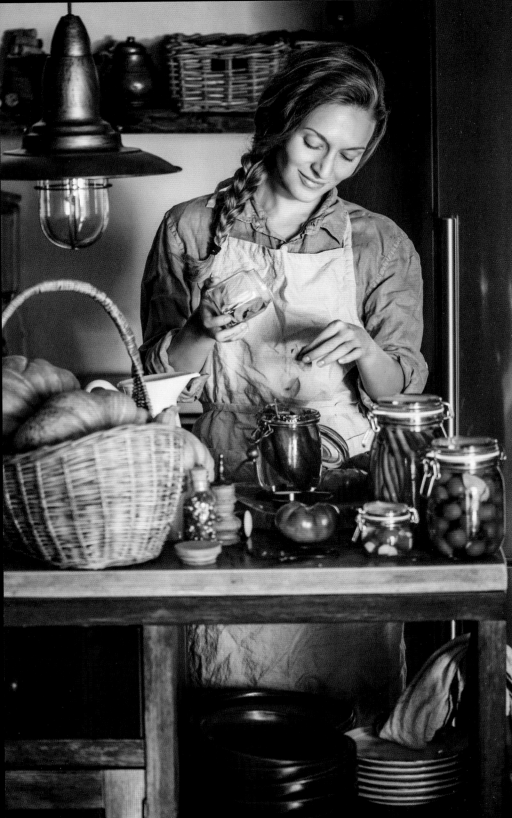

¡Atrévete!
Es más fácil de lo que piensas

«Antes de fermentar…» Los consejos de Sandor Katz

Sandor Ellix Katz es uno de los mayores conocedores activos en el mundo de los fermentados, de los que es, además, un divulgador entusiasta. Él conoce en profundidad, y por experiencia propia de muchos años, todo lo relacionado con los alimentos fermentados, desde que se interesó por la cocina, la alimentación ecológica y la horticultura natural. Vive en el santuario de Short Mountain, una comunidad gay internacional situada en las boscosas colinas de Tennessee (EE.UU.). Al final del libro (pág. 159) encontraréis más información sobre él. Su consejo es que nos atrevamos a poner en marcha esta pequeña revolución alimentaria que son los fermentados, porque no es complicado y vale la pena:

«Muy a menudo, la mística que rodea los alimentos fermentados resulta intimidatoria para muchas personas. Puesto que la uniformidad de los productos de fermentación industrial depende de factores como la esterilización química, una serie de controles de temperatura exactos y el control de los cultivos, casi todo el mundo supone que los procesos de fermentación requieren de todas esas cosas.

Para ratificarlo, la literatura sobre la elaboración de vino y cerveza tiende a reforzar ese concepto equivocado.

Mi consejo es que rechaces este culto cientificista. No tengas miedo, no permitas que nadie te intimide. Recuerda que todos los procesos de fermentación son anteriores a la tecnología actual, que los ha hecho parecer más complicados.

La fermentación no exige ningún equipamiento especializado; ni siquiera es necesario disponer de un termómetro (si bien puede resultar útil). La fermentación es fácil y fascinante; cualquier persona puede practicarla; además, los microorganismos son flexibles y adaptables.

Desde luego, existen considerables matices que conviene aprender sobre cualquier proceso de fermentación; si los respetas, ellos serán tus maestros. Los procesos básicos son simples y directos, y podrás comprobarlo por ti mismo».

A diferencia de lo que sucede en la cocina, que requiere dominar una amplia gama de técnicas, la fermentación consiste solamente en combinar ingredientes y en dejar pasar el tiempo necesario para que haga el resto del trabajo. Sólo es preciso ajustar convenientemente el medio para lograr ciertos efectos.

El extremo opuesto a la comida basura

La fermentación casera es un viaje de experimentación y descubrimiento. De redescubrimiento, en realidad; porque, al igual que el fuego y las herramientas simples, hablamos de alguno de los procesos transformadores más básicos, que nuestros ancestros ya utilizaban y que son una de las bases de la cultura humana.

Cada fermento produce resultados únicos, en los que no sólo influyen los ingredientes, sino también el medioambiente, la estación, la temperatura, la humedad y cualquier otro factor que afecte al comportamiento de los microorganismos cuyas acciones hacen posible estas transformaciones. Algunas fermentaciones se completan en pocas horas; otras llevan años.

La fermentación suele requerir muy poca preparación o trabajo; la mayor parte del tiempo te lo pasas esperando.

La fermentación casera simboliza el extremo opuesto de la comida basura, y demuestra hasta qué punto puedes alejarte de ella. Muchos fermentos mejoran cuanto más tiempo pasa, así que puedes dedicar ese tiempo a observar y reflexionar sobre las acciones mágicas de tus aliados invisibles.

Burbujas

Dice Sandor: «Siento un inmenso entusiasmo cada vez que mis vasijas comienzan a burbujear y las fuerzas de la vida se manifiestan ante mí. Pero inevitablemente, incluso después de una década de experiencia, en ocasiones el proceso no sale como yo lo había planeado: los vinos se agrian, las levaduras se agotan o los gusanos infestan las vasijas durante el proceso de envejecimiento.

A veces simplemente hace mucho calor o mucho frío para los organismos cuyos sabores buscamos. Por eso debemos recordar que estamos trabajando con frágiles fuerzas vitales, en algunos casos durante largos períodos, y que a pesar de que nos esforcemos por crear las condiciones más idóneas para conseguir los resultados que deseamos, no tenemos, en ningún caso, el control completo.

Nuestra perfección radica en nuestra imperfección. Cuando tus experimentos salgan mal —y así será, forzosamente—, aprende de ellos y procura no desanimarte».

¿Todos los alimentos pueden fermentar?

En este libro incluimos tanto alimentos como bebidas fermentadas; sobre las bebidas, podéis ampliar la información en el libro anterior, *Bebidas probióticas*, publicado por esta misma editorial. En él encontraréis muchas más recetas de zumos, smoothies y, entre otras, con kombucha o con limonada lactofermentada.

Los procesos de fermentación de la carne, el pescado y la inmensa mayoría de bebidas alcohólicas no entran en la temática de este libro, en el que hemos dejado también aparte alimentos como el pan, que requiere fermentación pero posee su propio universo. En cambio sí se incluyen recetas de quesos no lácteos, en los que sustituimos la leche de origen animal por la que se obtiene con los frutos secos. En conjunto, la selección que presentamos incluye deliciosas recetas que todos podemos hacer en casa, pensando ante todo en la salud, y también en el sabor. Son recetas que en general permiten introducir, si os apetece, un sinfín de variantes.

Es cierto, de todas formas, que en algunos procesos el olor no nos gustará. Los científicos especializados en alimentación utilizan la palabra «organoléptico» para explicar la manera en que se percibe el alimento en la boca... teniendo en cuenta además las subjetivas percepciones que aportan los restantes órganos sensoriales.

La fermentación suele transformar las cualidades de los alimentos, y en ocasiones lo que influye sobre lo que nos gusta o no nos gusta es más una cualidad organoléptica que el sabor en sí. En otras palabras, es posible que lo que para nuestra cultura supone un gran orgullo gastronómico sea la peor pesadilla para otros. Podemos citar por ejemplo el viscoso natto (ver pág. 47), uno de los fermentados de soja que ha llegado a ser considerado como un superalimento. Lo cierto es que... ¡no parece demasiado apetecible, entre nosotros!

Todos los alimentos pueden fermentar, pero no todos serán degustados de la misma manera, según sean los gustos y cultura de los comensales.

Precauciones

No nos hemos encontrado con ningún caso de alimentos mal fermentados que hayan podido causar trastornos severos, pero de todas formas debemos advertir sobre el seguimiento de una higiene básica y sobre la responsabilidad que tenemos al ponernos el delantal en la cocina.

Los entornos «acíclicos» o alcohólicos creados por la fermentación resultan inhóspitos para las bacterias asociadas a los envenenamientos alimentarios más graves, como la salmonella. Pero nadie puede asegurar de ninguna manera que si algo va mal en el proceso de fermentación no pueda producirse un envenenamiento alimentario.

Si lo que has fermentado tiene un aspecto o un aroma desagradable, úsalo como abono. Casi siempre podemos notar que la parte «mala» sólo se limita a la capa superior, que está en contacto con el aire cargado de microbios. Por debajo, el fermento está bien.

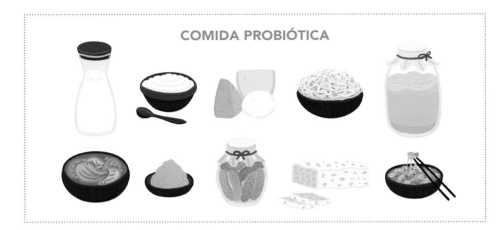

COMIDA PROBIÓTICA

Si tienes dudas, déjate guiar por tu sentido del olfato. Y si aun así las dudas persisten, prueba sólo un poquito. Mézclalo con tu saliva y muévelo por el interior de tu boca como hacen los catadores de vino. Confía en tus papilas gustativas. No lo comas si no te sabe bien o tienes dudas.

Es cierto que la distinción entre un alimento perfectamente fermentado y otro podrido es más que subjetiva, pero los alimentos fermentados que vamos a ver corresponden a recetas más que probadas, que se pueden hacer perfectamente en casa, y con utensilios y recursos fáciles de encontrar en cualquier cocina.

Materiales, utensilios e ingredientes

■ **El plástico y los recipientes metálicos.** La mayoría de fermentos lo que necesitan son vasijas que los contengan. Es mejor evitar el plástico, porque los químicos del plástico acaban filtrándose en nuestros preparados. Pero si usas plástico asegúrate de que sea apto para uso alimentario. Y no fermentes en recipientes metálicos, que pueden reaccionar con la sal y con los ácidos producidos durante el proceso.

En lo posible, lo mejor son los recipientes de cristal, preferiblemente cilíndricos. También se pueden fermentar muchos productos en botes de cristal de boca ancha.

■ **Molinillo.** Otro elemento muy versátil cuando se trabaja con cereales y legumbres en los procesos de fermentación es el molinillo. Al moler nosotros mismos los granos nos aseguramos que los ingredientes sean frescos y estén vivos (incluso podrían germinar, aunque estemos a punto de utilizarlos). Por el contrario, los granos premolidos pierden nutrientes a través de la oxidación y pueden volverse rancios. Moler te permite controlar la textura del producto final.

■ **Pesos.** Un alimento en líquido de salmuera o escabeche para su conservación tiende a flotar, con lo que puede quedar en parte al descubierto, entrando en contacto con el oxígeno. Para evitarlo, pon algún peso sobre él.

Estos «sobrepesos» pueden ser de diferentes tamaños y formas, convenientemente ajustados a los distintos envases y contenedores. También es posible recurrir a soluciones caseras, como colocar un plato con una botella llena de agua encima.

■ **Termómetro.** Los fermentos lácticos son más fáciles de elaborar si se dispone de algún termómetro. Tenéis termómetros de precisión de lectura instantánea (termómetro de varilla o de aguja) o termómetros flotantes, que permiten introducirlos en el líquido de fermentación para seguir la evolución de la temperatura en el curso del proceso. Los hay tanto analógicos como de lectura digital.

■ **Densímetro.** El densímetro o hidrómetro mide, entre otras cosas, la concentración de determinados componentes en un líquido. Es útil para la preparación de bebidas fermentadas.

■ **Válvulas de aire (airlock).** Una válvula de aire, también llamada aireador o airlock, es un dispositivo que libera los gases formados en el envase en el que se desarrolla la fermentación para que no explote. Su control da idea del modo en el que se está desarrollando el proceso. Se ha vuelto casi imprescindible para la fermentación de bebidas alcohólicas, pero nosotros también lo utilizaremos.

■ **Sifones.** Extraer un líquido de un envase de fermentación sin alterar el sedimento resulta más fácil utilizando dispositivos con conductos de plástico (de los adecuados para uso alimentario). Pueden adquirirse en ferreterías y tiendas de bricolaje y utensilios de cocina. Una conducción de 1,8 a 2 metros suele ser suficiente. En los sifones, las pinzas mantienen el tubo cerrado mientras que los dispositivos de llenado actúan como tapón, para mantener el sifón cerrado cuando se están llenando las botellas.

¡No te preocupes demasiado por la lista de utensilios!

Encontrarás en cada receta los utensilios que se puedan necesitar.

Muchos alimentos fermentados se preparan con instrumentos y utensilios habituales en cualquier cocina o que pueden adquirirse fácilmente y por poco precio en ferreterías, tiendas de menaje de cocina y afines.

De todas formas, hemos preparado esta lista, que también puede ser de utilidad. He aquí algunos utensilios que suelen formar parte de la dotación de la mayoría de las cocinas:

• Cucharas y tazas medidoras • Pequeña balanza digital • Cucharas • Tamices y coladores • Boles y tazas • Cuchillos • Ralladores • Tabla de corte • Pelador de frutas y verduras • Paño para hacer queso (estopilla) • Embudo • Escobillas para limpiar botellas.

Si no tenéis a mano algún utensilio de esta lista, podéis encontrarlo fácilmente en tiendas de productos de alimentación y utensilios de cocina, en caso de que los necesitéis.

Además, son necesarios: • Envases para conserva • Tapas.

Los procesadores de alimentos, batidoras y otros dispositivos eléctricos son a veces de utilidad, aunque en general no serán necesarios. Casi siempre se pueden elaborar las mismas preparaciones manualmente, con lo que tengáis en la cocina.

Cepas bacterianas deseables: fermentos y lactobacilos para favorecer su desarrollo

Las bacterias que más a menudo se asocian a los alimentos bacterianos son las del género Lactobacillus, que antes hemos mencionado y que se emplean en quesos, encurtidos, escabeches y similares.

Otro género distinto de bacterias, el Acetobacter, produce ácido acético a partir del vino y la sidra; es lo que da lugar al vinagre.

Algunos tipos de fermentación se producen porque hay levaduras y bacterias libres que se depositan sobre la superficie de los productos alimentarios o están presentes en el medio ambiente. Esta variedad de fermentación natural se emplea aún hoy para elaborar algunas verduras en conserva y en el pan. En otros casos es necesaria la incorporación al proceso de algún tipo de iniciador.

El objetivo es facilitar el desarrollo de los microbios favorables apropiados, que proporcionen el ácido láctico que aporte el sabor agrio a los encurtidos, eliminando al mismo tiempo los microbios perjudiciales, para evitar así los mohos malolientes.

■ **El medio.** Algunos microorganismos se desarrollan mejor en un medio ácido, otros lo hacen en un medio alcalino y un tercer grupo prolifera más adecuadamente en medios neutros, ni ácidos ni alcalinos.

■ **La temperatura.** Conocer la temperatura favorita de un microorganismo y ser capaz de mantenerla a lo largo del proceso de fermentación es uno de los factores clave para que el resultado sea satisfactorio. Variar la temperatura puede detener o reducir la velocidad de fermentación.

La sal

¿Por qué es tan importante? Porque no sólo modifica la cantidad de agua disponible en el medio, sino que la adición de sal también altera el nivel de acidez

MACERACIÓN Y FERMENTACIÓN

La fermentación es un proceso por el cual los microorganismos obtienen energía a partir de compuestos orgánicos, como los azúcares, y pueden transformarlos en compuestos químicos más simples como el dióxido de carbono, ácidos y alcoholes, entre otros.

Quizá la diferencia más importante entre maceración y fermentación sea que mientras que la fermentación alcohólica la realizan las levaduras, en una maceración carbónica el proceso empieza por las enzimas.

Por ejemplo, son las enzimas de la pulpa del grano de uva las que arrancan con el proceso de convertir el azúcar en alcohol. En el vino, la maceración es esencial para la extracción de aromas, taninos y color.

Cuánto tiempo dura la maceración. En el proceso, el mosto fermenta o macera temporalmente antes de la fermentación, en presencia de los hollejos y pepitas, durante un período de entre 1 y 4 semanas.

El tiempo ideal para macerar depende del ingrediente. Una fruta, por ejemplo, suele macerar 45 días. En cambio, si se trata de hojas o especias, como la canela, que despiden más rápido sus sabores y aromas, el macerado puede estar listo en 30 días.

Bacterias y hongos. Hay dos tipos de microorganismos que ejercen un papel esencial en la fermentación: los hongos y las bacterias. En general, las bacterias son productoras de ácidos, en tanto que los hongos generan alcohol. Algunos alimentos se fermentan con una combinación de ambos.

Los hongos son levaduras y mohos que se emplean para elaborar el vino, la cerveza, el queso y el pan. Producen etanol, un tipo de alcohol, y desprenden dióxido de carbono (que forma las «burbujas de aire» de la miga del pan y los «agujeros» de algunos quesos).

(pH) del ecosistema. Algunas bacterias, como las del género *Lactobacillus*, se desarrollan bien en las condiciones generadas por los entornos salinos y tienen capacidad de variar ese pH.

¿Qué sal elegir? El tipo de sal que se utilice puede determinar la diferencia a la hora de aportar sabor a las preparaciones fermentadas. Lo ideal es elegir una sal sin aditivos. La sal de mesa, además de contener dextrosa (glucosa), contiene también ingredientes antiaglomerantes y, en ocasiones, yodo; son elementos que pueden afectar al sabor y al aspecto de vuestros fermentados.

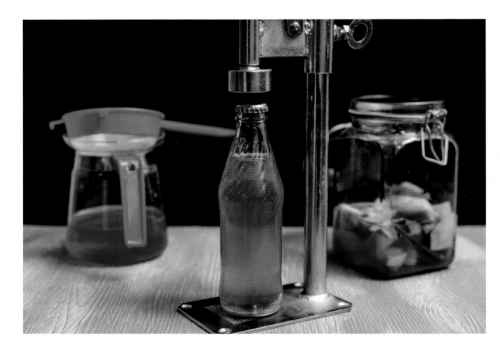

La sal para encurtidos carece de aditivos y es de grano muy fino, mientras que los distintos tipos de sales marinas varían sensiblemente en términos de sabor y contenido de minerales. El tipo de sal que cada cual elija es cuestión de preferencia personal y de precio.

El agua
Si el agua del grifo está, como suele suceder, tratada con cloro o con flúor, será mejor utilizar agua filtrada o agua mineral (agua de manantial embotellada).

Lactofermentación
El proceso de fermentación láctica (anaeróbica) ayuda a obtener verduras, hortalizas, frutas y lácteos fermentados. Al privar de oxígeno a las bacterias que causan la putrefacción de los alimentos, se genera un medio que favorece la proliferación de otras bacterias. El ácido láctico originado es el que da a los encurtidos su característico sabor agrio y el que hace que la leche se transforme en yogur o queso.

¿Pueden estropearse? La seguridad es una prioridad esencial en los alimentos lactofermentados, pero la probabilidad de que se nos estropeen es menor que en otros casos. De todas formas, insistimos: si eso os sucede, la nariz y los ojos bastan como medio de advertencia. ¡Y no se puede decir lo mismo de muchos productos cocinados!

Lactobacilos

Mejor en alimentos no lácteos. Entre los reclamos publicitarios más utilizados en la venta de los lácteos son los «bifidus activos» y «lactobacillus», que se encuentran aparentemente en los yogures y similares que venden en las tiendas, pero que contienen caseína, la proteína animal de la leche y lactosa, el azúcar simple de los lácteos. Hoy sabemos que ambos ingredientes son elementos desmineralizantes que se acumulan en el organismo y no lo favorecen en nada, tal como señalaban los nutricionistas de tendencia macrobiótica hace muchos años y hoy ha confirmado la ciencia.

Conviene incorporar probióticos para la buena salud en general. Para fortalecer la microbiota y el sistema inmunitario hemos de favorecer también la absorción de nutrientes, y recuperar el bioma que resuena con la salud de la tierra.

Sin embargo, los seres humanos vivimos momentos de confusión en algo tan sencillo e inherente a la propia vida como es la alimentación. En realidad, ninguna especie animal no domesticada dudaría al elegir el alimento adecuado para seguir siendo lo que es, para expresar la naturaleza para lo que fue creado. Por ejemplo, un lobo nunca comería frutas como base de su comida. En cambio, los humanos hemos perdido esa conexión íntima con la naturaleza, al intelectualizar y complicar con cientificismo un acto tan intuitivo como nutrirnos.

Cómo crear una incubadora

Los alimentos que deben fermentar en un entorno cálido, con temperaturas que oscilan entre 32 y 50 °C, necesitan una incubadora. Al principio es preciso experimentar en casa para hallar el lugar más adecuado en el que colocar los distintos fermentos. Tenéis bastantes posibilidades:

■ Disponer los fermentos sobre una manta eléctrica o una lona térmica para plantas de semillero.

■ Introducir los fermentos en un termo y añadir agua caliente para crear y mantener un entorno cálido.

■ Colocar los fermentos en la parte superior del frigorífico.

■ Introducir los fermentos en el horno en la modalidad de stand-by (con el piloto rojo encendido) o bien en el horno encendido y después apagado, pero con la luz encendida. Si es preciso, pueden introducirse también bandejas con agua caliente para mantener un entorno cálido.

■ Colocar los fermentos sobre un dispositivo que esté permanentemente encendido, como un decodificador.

Higiene

En cualquier caso no debería hacer falta insistir en la importancia de la limpieza. Es imprescindible lavar cuidadosamente todos los utensilios y recipientes con agua caliente y jabón. Debe utilizarse una escobilla de botellas para limpiar a fondo el interior de los envases, asegurándose de que se llega a todos los ángulos y fisuras. A continuación, es importante aclarar bien con agua también caliente y dejar secar al aire.

Por otro lado, cuando se procede a una fermentación, basta con que las manos, la tabla de corte y la varilla del termómetro estén bien limpias.

La mayoría de quienes se dedican a la fermentación suelen adoptar como medida complementaria la esterilización de todo el equipo y de los envases. Esta operación puede efectuarse de diferentes maneras. Los utensilios y recipientes de vidrio y metal se esterilizan en un baño de agua hirviendo o con vapor, aunque no resulta práctico con objetos grandes o de plástico. Para ellos se puede preparar una solución de hipoclorito sódico (lejía): una cucharada de lejía en 4 litros de agua. Los objetos se sumergen en la solución. Algunos lo hacen en la bañera, eso sí, muy limpia y se aclaran con agua caliente.

Hay otros limpiadores y desinfectantes en el mercado, comercializados bajo diferentes marcas, y que no necesitan aclarado.

Fermentación a temperatura ambiente

■ Se considera que es la temperatura que está entre los 15 °C y los 25 °C, ni superior ni inferior.

■ La mayor parte de los fermentos deben mantenerse protegidos de la luz solar directa. Siempre y cuando sea así, pueden dejarse sobre la encimera o conservarse en la despensa.

■ Algunos fermentos atraen a las moscas de la fruta. Si eso ocurre, cabe la posibilidad de disponer cerca un plato o un bol con zumo de fruta, añadiendo unas gotas de lavavajillas. El zumo atraerá a los insectos, pero, cuando se posen sobre él, el detergente hará que queden adheridos a su superficie.

■ Son muchos los fermentos que no deben ser agitados ni sacudidos.

■ Cuando se manejan distintos fermentos a temperatura ambiente a la vez, es importante mantenerlos separados a una distancia de unos 3 metros entre sí.

Las verduras y frutas fermentadas

Encurtidos en casa

Hoy en día vale la pena aprender a elaborar en casa encurtidos y fermentados de hortalizas y verduras porque es una tarea sencilla, evitamos los alimentos industrializados, y sobre todo, los obtendréis sin pasteurizar, con lo que se aprovechará todo su contenido. Los probióticos que aparecen en líquido se conservarán bien hasta su llegada al intestino, pero los que añaden a barritas de cereales, pan o cualquier producto sometido a horneado, o a un gran calor, perderán prácticamente todo su potencial benéfico.

Al poner en práctica la fermentación casera disfrutaréis de la sencillez y los placeres de la elaboración artesana de muchos alimentos, que los hace mucho más ricos en ingredientes saludables. ¡Todo son ventajas!

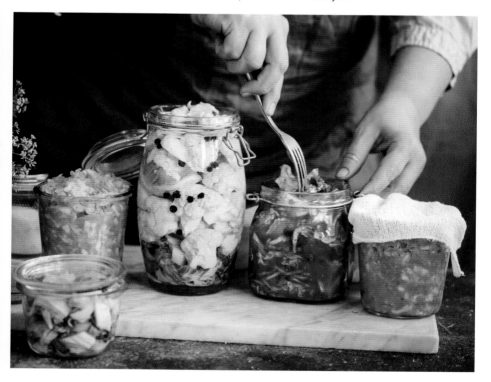

EN SALMUERA

La mayoría de encurtidos que se adquieren en los supermercados no tiene una fermentación completa en agua con sal, y además se les añade vinagre. Si los encurtidos se hacen solamente con vinagre no tendrán las propiedades de los probióticos que se buscan.

Así, el mejor encurtido es aquel que esté por lo menos un mes en salmuera, para que los lactobacilos se activen correctamente. Las aceitunas son un ejemplo de encurtido, pero para su óptimo resultado se deberían encurtir exclusivamente en salmuera.

Si sabemos con seguridad que el agua es pura, no será necesario hervirla antes de preparar salmuera.

La sal. Elegiremos sal (ver pág. 22) con un contenido bajo en cloruro de sodio y más elevado en minerales, que ayudan a tu cuerpo a mantener un equilibrio adecuado. Además, así los encurtidos saben menos salados.

Para los pepinos, la proporción de sal y agua es diferente de lo ideal para otros vegetales. La salmuera de pepino lleva ¾ de taza de sal en algo menos de 4 litros de agua (3,8 l). Si lo prefieres con menos sal, puedes probar a reducir un poco la cantidad, pero no añadas menos de media taza a la cantidad de agua que indicamos. La salmuera para kimchi requiere 1 taza de sal.

Para otros vegetales, especialmente las raíces y vegetales más densos, puedes usar una solución de salmuera más diluida, que esta primera, «salmuera básica».

Salmuera básica
- 3,8 litros de agua
- ½ taza de sal

Nuestra recomendación es preparar un poco más de salmuera de la que vas a necesitar, porque cuando fermentes tus encurtidos (e incluso una vez los guardes en la nevera), a menudo necesitarás rellenar la vasija o el tarro para mantener los ingredientes sumergidos. Guarda la salmuera sobrante en la nevera durante, aproximadamente, una semana.

Las soluciones de salmuera con vinagre añadido
Hay tantas recetas familiares para encurtidos como abuelas que las preparan. Pero de todas formas, la fermentación ocurre de forma maravillosamente natural y **sin** el añadido ácido de vinagre. La solución salina es ideal para promover la sucesión de bacterias acidolácticas.

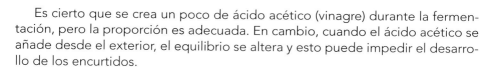

¿LO SABÍAS?

- Los pepinos encurtidos empezaron a prepararse en India hace 4000 años.
- La palabra encurtido, en inglés, pickle, viene de la palabra neerlandesa pekel, que significa «salmuera».
- Las hierbas que se usan tradicionalmente en los encurtidos, como las semillas de mostaza y la canela, son antimicrobianas.
- La chucrut, el kimchi y la gran mayoría de encurtidos aportan vitamina B a los alimentos.

Es cierto que se crea un poco de ácido acético (vinagre) durante la fermentación, pero la proporción es adecuada. En cambio, cuando el ácido acético se añade desde el exterior, el equilibrio se altera y esto puede impedir el desarrollo de los encurtidos.

Hojas

Podemos añadir hojas a los encurtidos por dos razones: para mantener los vegetales bajo la salmuera y para ayudar a mantenerlos crujientes. Las que sirven para este propósito son las que contienen taninos, que es la sustancia que crea la textura crujiente. Se suelen usar las hojas de rábano picante o bien hojas de parra (van bien por el tamaño).

Estas últimas tienen una forma práctica, y una sola ya va bien. La de rábano picante confiere un sabor maravilloso y, además, su gran tamaño evita que tus vegetales floten. Otras opciones son las hojas de frambuesa, las de la familia de la grosella o las hojas de roble, que tienen un contenido elevado en taninos. Todas ellas proceden de arbustos, viñas y árboles perennes, por tanto guarda alguna si has previsto encurtir en invierno.

Atención: pueden añadir más sabor amargo de lo previsto, así que úsalas con precaución... ¡y elige las que no hayan fumigado!

Sobre las mezclas de encurtidos

Puedes poner en salmuera casi cualquier tipo de vegetal, pero no necesariamente juntos. Hay algunas cosas que debes tener en cuenta cuando prepares popurrís:

- Considera el tipo de vegetal que estás usando. Las texturas deben ser similares. Por ejemplo, no emplearás calabacines y remolacha en la misma receta, porque la velocidad de fermentación es distinta.

■ Las plantas de la familia de las cebollas y los ajos quedan bien en cualquier encurtido.

■ Los pimientos cortados en rodajas suelen quedar demasiado blandos. Si quieres añadir pimientos picantes o dulces, úsalos secos o bien recurre a las variedades pequeñas enteras para encurtir.

PASOS PARA PREPARAR ENCURTIDOS EN SALMUERA

■ Prepara una salmuera con agua salada según las indicaciones de cada receta.

■ Aclara los vegetales en agua fría (y prepáralos también según las instrucciones de la receta).

■ Combínalos junto con alguna especia en un bol grande y mézclalos bien.

■ Envasa los vegetales en una vasija o tarro, dejando 8 cm de espacio de cabeza en el recipiente (el espacio de cabeza es el que dejas entre los ingredientes y la parte superior del tarro o vasija) o asegúralos bajo el cuello del tarro (esto los mantendrá sumergidos en la salmuera).

■ Si usas hojas de parra u otras ricas en taninos (roble, rábano picante, cereza amarga, de la familia de la grosella, entre otras), ponlas sobre los vegetales como tapa primaria.

■ Si utilizas una vasija, emplea una tapa secundaria, como un plato, que se apoyará sobre los encurtidos, y un peso (por ejemplo, un bote cerrado lleno de agua) para mantener todo en su sitio. Si recurres a un tarro para envasar tu encurtido, los vegetales apretados dentro de él se mantendrán en su sitio, por tanto, no hace falta una segunda tapa ni un peso. Sólo tienes que cubrirlo con la tapa, sin llegar a encajarla. No la enrosques ni ajustes el cierre metálico, en el caso de los tarros herméticos. De este modo permites que el fermento libere dióxido de carbono. Luego cubre el envase con un paño limpio.

■ Deja el recipiente sobre una bandeja de hornear, en algún lugar accesible y fresco, alejado de la luz directa del sol (entre 13 y 24 °C está bien, pero cuanto más fresco, mejor). Fermenta el tiempo que se indique en la receta. La bandeja de hornear recogerá la salmuera que rebose del recipiente (conviene vaciarla de vez en cuando).

■ Durante el período de fermentación, controla el nivel de líquido y añade la mezcla de salmuera reservada, si hace falta para cubrir el fermento. Puede que veas sedimentos encima; por lo general, son inofensivos, pero si ves moho, retíralo. Los vegetales que sobresalgan de la salmuera se reblandecerán y se estropearán rápidamente. Si ves algo fuera del líquido, incluso un trocito pequeño, utiliza un recipiente para volver a hundirlo. Si ha empezado a ablandarse o a adoptar un color tirando a rosa, retíralo. Todo lo demás debe quedar bajo el líquido.

■ A medida que los vegetales fermentan, empiezan a perder su color intenso y la salmuera se vuelve turbia. En ese momento puedes empezar a probar tus encurtidos. Con un utensilio de material no reactivo, toma algunos de los vegetales y pruébalos. Estarán listos cuando:
- Tengan un agradable sabor agrio y a encurtido.
- Los sabores se hayan mezclado.
- Estén más blandos que cuando estaban frescos, pero aún mantengan parte de su textura crujiente.
- Los colores se vean apagados, incluso mate.
- La salmuera esté turbia.

Paso a paso
Si aún no están lo bastante agrios para tu paladar, enjuaga las tapas y el peso y reemplaza las hojas de parra por otras frescas (si las estás usando como tapa). Devuelve todo a su sitio, continúa controlando el nivel de salmuera y si aparece algo de sedimento o de moho.

■ Cuando los vegetales encurtidos estén listos, retira con cuidado de la superficie cualquier sedimento, además de los trocitos que veas flotando. Ponlos en tarros si has trabajado con una vasija u olla. Si has usado tarros, también pueden servir para conservar los vegetales. Rellénalos con la cantidad de salmuera necesaria para que el contenido quede completamente sumergido en líquido. Tápalos con hojas de parra frescas o similares, si tienes; luego enrosca las tapas y guárdalos en la nevera.

Más o menos un día después, revísalos para ver si los encurtidos aún están sumergidos, añadiendo más salmuera si hace falta.

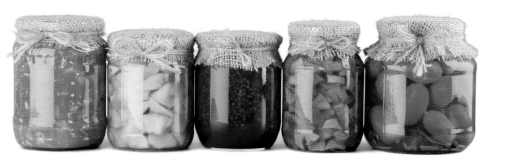

31

LOS PICKLES

Se trata del encurtido por excelencia. Los pickles son verduras fermentadas que al ser consumidas habitualmente mejoran la nutrición, el equilibrio de la mucosa y la flora intestinal. Poseen una acción desintoxicante, favorecen la digestión, ayudan a evitar flatulencias y gases en general, preparan la vesícula biliar para la digestión de las grasas porque estimulan la producción de bilis y tienen un aporte elevado de vitamina C, ácido fólico, ácido láctico y enzimas digestivas.

Los pickles activan el metabolismo, estimulan el apetito, ayudan a combatir el estreñimiento y la diarrea, la hinchazón abdominal y neutralizan el deseo de tomar azúcar o alimentos dulces entre comidas. ¡Entre otras muchas ventajas!

El consumo habitual de pickles ayuda también a reforzar el sistema inmunitario, crea una barrera determinante en el control de los microorganismos patógenos, responsables de infecciones y trastornos gastrointestinales.

Por eso se aconseja tanto incluirlos en la dieta, sobre todo entre los niños y ancianos o cualquier persona que esté tomando antibióticos.

Los pickles son una fuente original de lactobacilos y restablecen los microbios de la flora intestinal. Una alimentación rica en verduras, hortalizas, cereales, legumbres, algas marinas y pobre en proteína animal favorece su desarrollo.

Parte de la colonia de lactobacilos que se ingiere al consumir encurtidos, no sobrevive cuando entra en contacto con el medio ácido del estómago. Pero los que sí lo hacen, pasan a repoblar el intestino. La razón es que la parte de los carbohidratos no digeribles de los alimentos, como la fibra y los fructooligosacáridos, son fermentados por la flora intestinal, que produce en parte estas bacterias.

Los lactobacilos impiden la proliferación de microorganismos dañinos e incrementan la producción de inmunoglobulinas, que son anticuerpos que contrarresta los parásitos y alergias.

Los beneficios orgánicos de los pickles o encurtidos se notan al poco tiempo de incorporarlos en la dieta cotidiana, no es de extrañar que se aconseje comer una cucharada en cada comida.

Hacer un pickle... ¡es facilísimo!

■ La manera más sencilla de confeccionar pickles consiste en tomar verduras. duras, como zanahoria, col, coliflor, rábano, etc., lavarlas y cortarlas en pequeños trozos, a nuestro gusto e imaginación (ralladas, a tiras más o menos finas, en dados, círculos, etc.), y ponerlas en un bote hermético de cristal (de 450 g, por ejemplo), procurando que quede bien lleno y las verduras apretadas (podemos ayudarnos con la mano del mortero).

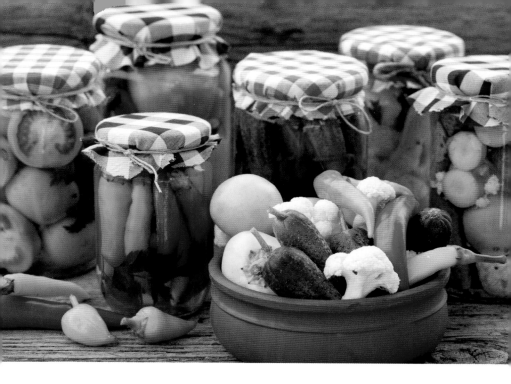

■ Luego se acaba de llenar con agua mineral —teniendo en cuenta que el agua debe cubrir por entero las verduras—, se añade (en este caso) una cucharada rasa de sal marina, se tapa herméticamente y se guarda en un lugar oscuro y fresco. Al cabo de 15 días el pickle estará hecho y listo para comer.

■ Al abrir el bote hay que tener cuidado, pues se puede verter líquido a causa de la espuma generada por el gas carbónico resultado de la fermentación. Esto es señal de que se ha obtenido un buen pickle.

■ Puede ocurrir también que parte del líquido se haya escapado durante el proceso de fermentación (hay que tener cuidado con el lugar donde guardamos el tarro), con lo que habrá perdido presión y no se derramará nada al abrirlo, pero esto no quiere decir que el pickle sea malo.

Notas. Por un momento no haremos caso al olor que desprende al destaparlo: pronto comprobaremos que el sabor es muy agradable. Si se ha producido una fermentación excesiva (descomposición), al coger el pickle con los dedos éste se deshará y no tendrá una consistencia dura. Esto ocurrirá en caso de que hayamos puesto muy poca sal (no siempre), o cuando una parte de las verduras sobresalga fuera del líquido que las contiene.

En caso de que escape líquido fuera del bote durante el proceso de fermentación podemos abrirlo y reponerlo añadiendo agua. El agua de los pickles puede beberse tal cual o usarse para aliñar verduras o ensaladas.

Este modelo simple de pickle puede complementarse o «sofisticarse» añadiendo, por ejemplo, salvado de trigo a las verduras, con lo que será más rico en vitaminas.

LAS RECETAS

PICKLES EN SALMUERA
INGREDIENTES:

- agua de manantial y sal marina (el resultado debería ser como el agua de mar). Pueden añadirse ciruelas de umeboshi, ajos, semillas, alga kombu, shoyu o miso.
- un bote de cristal
- zanahorias cortadas muy finas tipo juliana
- brócoli cortado en flores
- cebollas cortadas en medias lunas

1. Prensar las cebollas, las zanahorias y el brócoli dentro del bote de cristal. Añadir el agua con la sal marina hasta recubrir las verduras.
2. Tapar y dejar macerar en un lugar oscuro y seco.

En invierno, a las 4 semanas estarán listos; en primavera y verano, a las 2 semanas.

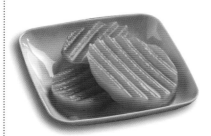

PICKLES DE COL CHINA
INGREDIENTES:

- 1 col china
- salmuera

1. Se corta la col china (de forma más alargada que la nuestra) en cuatro partes iguales y se abren un poco las hojas con los dedos. Se lava, se escurre y se pone en lugar soleado y seco durante medio día.
2. En el fondo de un barril o un cubo de madera seco se coloca un puñado de sal y se pone encima una capa de col.
3. Se añade otro puñado de sal y se vuelve a poner encima otra capa de col. Se repite la operación hasta acabar la col.
4. Se echa sal por encima, se cubre con una tapa de madera y se presiona con una piedra pesada.
5. Al cabo de tres o cuatro días empezará a subir agua a la parte superior del recipiente; se retira entonces la piedra y se pone otra de menor peso.

Estos pickles se pueden comer a la semana de prepararlos, pero pasado un mes tendrán mejor sabor.

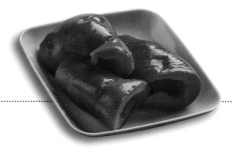

También con alguna planta aromática o medicinal, o especias, o con jengibre, o bayas de enebro (u otras), además de cuantas combinaciones de verduras se nos ocurran —siempre que se trate de hortalizas duras— para jugar con colores, sabores, propiedades, etc.

Evitar el pimiento, pues reblandece todas las verduras.

Takuan y umeboshi, dos encurtidos para tu salud

Existen diferentes encurtidos o diferentes formas de encurtir en todas las culturas. Recordemos dos de uso medicinal, o especialmente interesante para la salud:

■ **Ciruela umeboshi.** Esta ciruela de origen japonés es altamente alcalinizante, antibiótica y antiséptica. La umeboshi protege contra resfriados, gripes, infecciones y condiciones producidas por acidez en la sangre. Se trata de un alimento medicinal que se obtiene a partir de las ciruelas no maduras encurtidas en sal marina y hojas de shisho, responsables del color rojizo.

Poseen la cualidad de frenar los fluidos que salen sin control del cuerpo, vómitos, diarreas, mucosidades. Las ciruelas umeboshi, tomadas junto con kuzu y shoyu elevan la vitalidad y reconstituyen el organismo; eliminan el cansancio y la resaca por su rápida y eficaz acción alcalinizante.

■ **Rábano takuan.** De origen chino y japonés, el rábano o nabo largo blanco daikon (*Raphanus sativus*) se encurte en sal y salvado de arroz, y resulta muy útil en intestinos débiles y estómago dilatado. También es beneficioso, entre otros trastornos, en caso de enfermedad de Crohn y de colon irritable.

CHUCRUT, LA COL FERMENTADA

Se suele creer que Genghis Khan era un bárbaro que calentaba la carne a lomos de su caballo, pero eso forma parte de su leyenda. Temujin, que era su verdadero nombre, tampoco inventó el «steak tartar», pero en cambio sí trajo a Occidente la col fermentada que conocemos como chucrut.

Hoy la col fermentada es un alimento de gran importancia en los países nórdicos y centroeuropeos. En estos países existe la costumbre de fermentar verduras para conservarlas durante los largos inviernos. Este hábito no se ha limitado sólo a la col, sino que fermentan un gran número de hortalizas, frutas, algas y líquenes.

Entre los alientos fermentados actuales encontraremos también los derivados de cereales como el pan, el **ketán** de arroz o el **pozol** de maíz (ver pág. 100) o de legumbres (de la soja lo son el tamari, el miso, el natto, etc.), sino también los derivados de la fermentación láctica de vegetales y de frutos (como la umeboshi).

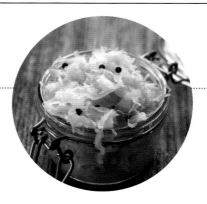

LA RECETA

CHUCRUT
(LA RECETA CLÁSICA)

Para 2 frascos de 1 litro de capacidad
Tiempo de fermentación: 3 días
Fermentación láctica a temperatura ambiente

INGREDIENTES:

• 1 repollo verde de tamaño mediano, sin el troncho y cortado en juliana
• 1 cucharada de semillas de alcaravea
• 50 ml de suero de leche como cultivo iniciador (opcional) o bien 1 cucharadita adicional de sal marina
• 1 cucharada de sal marina

1. Mezclamos el repollo, las semillas de alcaravea, el suero de leche y la sal en un bol grande.
2. Machacar la col con un mazo, durante unos 10 minutos, hasta que libere parte de su jugo.
3. Introducir la mezcla en 2 frascos de conserva de boca ancha de 1 litro de capacidad.
4. Presionar con fuerza hacia abajo hasta que los jugos desprendidos superen el nivel alcanzado por la col. La parte superior del líquido debe quedar alrededor de 2 cm por debajo de la boca de cada frasco.
5. Tapar bien los frascos y dejar que la chucrut fermente a temperatura ambiente en un área protegida de la luz solar directa durante unos 3 días.
6. Pasar los frascos a conservación en frío.

Notas del chef. La chucrut es un acompañamiento tradicional de una amplia variedad de elaboraciones con carnes. En alemán es conocida con el nombre de «sauerkraut», y en Alsacia es famosa la «chucrut garnie», que se sirve sobre un lecho de chucrut mezclado con manzana y cebolla.

Cuando la chucrut se calienta por encima de los 42 °C, los componentes vivos dejan de serlo (ocurre lo mismo con los componentes de todos los alimentos vivos).

Al preparar chucrut podemos reservar también parte de su caldo, que contiene bastantes probióticos valiosos.

La versión ácida y picante de la chucrut, se conoce como «curtido» en el Caribe. Suele incluir vinagre de piña (1 litro, más o menos), 1 cucharada de orégano seco y ½ cucharadita de copos de pimienta roja.

En el capítulo final encontraréis más recetas con chucrut.

KIMCHI

«Kimchi» es el nombre común que se da en Corea —y hoy, en todo el mundo— a cualquier vegetal encurtido al estilo coreano de fermentación acidoláctica. En Corea hay más de doscientas variedades de kimchi documentadas, y una cantidad inacabable de recetas familiares. Más que un condimento o una sabrosa guarnición, el kimchi es allí un símbolo cultural del que se sienten orgullosos y hasta le han dedicado un museo nacional. El kimchi se considera un excelente alimento para todo el año.

Ingredientes de un superalimento

En nuestro país el kimchi no se conoce como merecería, pero aparece a menudo en las listas de superalimentos y en general es cada vez más popular. Se trata de un sabroso alimento que potencia el sistema inmunitario gracias a la combinación de ajo y pimienta, propiedades que aumentan gracias a la fermentación.

Ingredientes. El kimchi que conocemos se desarrolló en Corea y se prepara con estos ingredientes básicos: col china, rábano, cebolleta, jengibre, ajo (opcional) y pimiento rojo picante.

Como ocurre con otras artes domésticas antiguas, hay tantas formas correctas de hacer kimchi como madres y abuelas han transmitido las formas de prepararlo a sus hijas. Además, en el pasado, la variabilidad de los cultivos a lo largo de las estaciones dictaba la composición del kimchi.

Hoy utilizamos unas recetas precisas, pero hay un margen para elaborar un buen kimchi con muchas, muchísimas variantes. Si en la cocina no hay rábano daikon, por ejemplo, y no lo encontramos en el mercado, podemos utilizar otros rábanos, rojos, púrpura o rosa. Y la receta cambia en consonancia, reflejando el sabor del momento. La próxima vez, por ejemplo, pueden ser los nabos los protagonistas principales.

Dos tipos de kimchi

Hay dos tipos principales de kimchi, como el tong-baechu, de consistencia similar a la chucrut, y el kimchi de agua, que es un encurtido vegetal en salmuera. Los kimchis de agua se hacen siguiendo el mismo proceso que los encurtidos en salmuera.

La mayor diferencia entre el kimchi de agua y la versión occidental de encurtidos es el tipo de especias. En lugar de semillas de eneldo y mostaza, los kimchis de agua suelen incorporar a la salmuera condimentos como el jengibre, ajís (pimientos picantes), ajo y azúcar, lo que le añade una chispa efervescente.

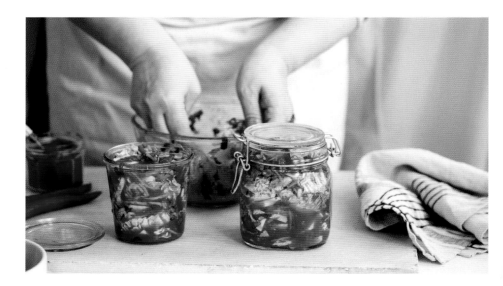

Estos ingredientes ofrecen un gran margen para la experimentación. Al cambiarse las proporciones, una receta puede cambiar del todo, aunque casi nunca puedes equivocarte con las distintas variaciones de jengibre, ajo y ají.

Algunas recetas tradicionales contienen algún almidón, a menudo arroz o harina de trigo, que se prepara en una pasta para que actúe como espesante. Los debutantes haréis bien en seguir recetas de kimchi sencillas, al principio sin usar almidones.

Manos a la obra

Se puede pensar en el proceso tradicional de elaboración del kimchi como en un híbrido entre el encurtido en salmuera y la preparación de chucrut. El repollo o col china (*Brassica rapa pekinensis*), «napa», como la llaman en Japón, se pone a remojo en salmuera de 6 a 8 horas. Luego se mezcla con especias y otros vegetales sin remojar. Es un paso que necesita algo de tiempo y planificación.

Polvo de pimiento «gochugaru»

El pimiento picante coreano típico utilizado en el kimchi es el *gochugaru* (*gochu* quiere decir pimiento; *garu* significa polvo). Es de un color rojo intenso y tiene un punto de sabor dulce, como el pimentón húngaro. Sin embargo, a diferencia del pimentón corriente, el *gochugaru* es picante.

Este pimiento en polvo importado de Corea podéis encontrarlo en las tiendas de productos asiáticos. La mayoría de los que podremos comprar contienen sal y otros aditivos, cosa que no nos interesa. Si no podemos encontrar pimiento molido puro lo sustituimos por pimienta roja en hojuelas o copos. Para lograr un aspecto y una sensación auténticos, sólo tienes que moler los copos para convertirlos en un polvo fino.

Pasos básicos para preparar kimchi

En una vasija o bol grande, mezcla los ingredientes de la salmuera siguiendo las instrucciones de la receta, removiéndolos hasta que se disuelvan.

- 1. Enjuaga los vegetales en agua fría y prepáralos según las indicaciones de la receta.
- 2. Sumerge los vegetales y las hojas que usarás como tapa primaria en la salmuera. Usa un plato como peso para mantener los ingredientes sumergidos. Déjalos en un lugar apartado, a temperatura ambiente, de 6 a 8 horas.
- 3. Escúrrelos de salmuera durante 15 minutos. Reserva aproximadamente una taza de la solución. Mientras, añade los condimentos y cualquier otro vegetal fresco, mezclándolos bien.
- 4. Corta los vegetales en salmuera según se indique en la receta, luego ponlos en un bol grande. Añade los vegetales condimentados y masajéalo todo bien.
- 5. Ponlos en una vasija, tarro o recipiente de cerámica onggi (cerámica coreana), presionando el contenido con las manos a medida que lo vayas llenando. Añade la salmuera que has reservado antes, que debería cubrir los ingredientes, y deja unos 10 centímetros de espacio de cabeza si empleas una vasija o recipiente onggi, y de 5 a 8 cm en el caso de un tarro. (El espacio de cabeza es el que queda entre la parte superior de la salmuera y la parte superior del tarro).
- 6. Cúbrelo con algún tipo de hoja (la tapa principal). Añade una segunda tapa y un peso. Para las vasijas, la tapa debe ser un plato que quepa en la boca del recipiente y que cubra los vegetales tanto como sea posible. Para un tarro o un recipiente onggi, utiliza un bote cerrado o una bolsa con autocierre llena de agua. Luego cúbrelo todo con un paño de cocina grande.
- 7. Coloca el vaso de fermentación en algún lugar próximo para poder ir controlándolo, lejos de la luz directa del sol y con una temperatura fresca (entre 13 y 24 °C está bien, pero cuanto más fresco, mejor). Deja que fermente durante el tiempo que se indique en la receta.
- 8. Controla el recipiente a diario para asegurarte de que el kimchi está sumergido, presionándolo hacia el fondo, si hace falta, para que la salmuera emerja. Tal vez veas sedimentos en la superficie; son inofensivos, pero si ves moho, retíralo.

LA RECETA

KIMCHI CASERO

Para preparar 2 frascos de 1 litro de capacidad

Tiempo de fermentación: 3 días

Fermentación láctica a temperatura ambiente

INGREDIENTES:

- 1 col china, sin el troncho y cortada en juliana
- 1 manojo de cebolletas, picadas
- 200 g de zanahorias cortadas en tiras finas
- 2 chiles picantes, finamente cortados
- 100 g de daikon rallado (rábano japonés, o el más parecido)
- 1 cucharada de jengibre rallado
- 3 dientes de ajo, pelados y picados
- ½ cucharadita de copos de pimienta roja
- 50 ml de suero de leche como cultivo iniciador (opcional) o bien 1 cucharadita adicional de sal marina
- 1 cucharada de sal marina

1. Mezclar la col, la cebolleta, la zanahoria, los chiles, el daikon, el jengibre, el ajo, los copos de pimienta roja, el suero de leche y la sal en un bol grande.
2. Machacar la mezcla con un mazo para carnes hasta que libere parte de su jugo, durante aproximadamente 10 minutos.
3. Introducir la mezcla en 2 frascos de conserva de boca ancha de 1 litro de capacidad. Presionar con fuerza hacia abajo hasta que el jugo desprendido supere el nivel alcanzado por la mezcla. La parte superior del líquido debe quedar alrededor de 2 cm por debajo de la boca de cada frasco.
4. Tapar bien los frascos y dejar que el kimchi fermente a temperatura ambiente en un área protegida de la luz solar directa durante unos 3 días.

Conservación. Guardaremos el kimchi en envases bien cerrados en el frigorífico, donde puede durar hasta 1 año. El sabor de la preparación continúa intensificándose a medida que el kimchi «envejece».

Notas del chef. El kimchi se puede preparar más o menos picante. Para hacerlo más picante basta con añadir algún chile más y ½ cucharadita adicional (o más) de copos de pimienta roja.

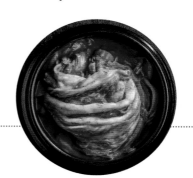

■ 9. Con un utensilio limpio (no reactivo: de cristal y no metálico), toma un poco de kimchi y pruébalo en el momento que se indique en la receta. Estará listo cuando:
- El sabor sea agradablemente agrio y a encurtido, sin la fuerte acidez del vinagre.
- Los sabores se hayan mezclado.
- Los vegetales se hayan ablandado un poco pero sigan estando crujientes.

Si no están listos, enjuaga las tapas y los pesos, vuelve a ponerlos en su sitio y continúa vigilando el nivel de salmuera y controlando la aparición de sedimento y de moho.

■ 10. Cuando el kimchi esté listo, retira cualquier posible sedimento de la superficie y los trocitos que se vean flotando. Pon el kimchi en tarros más pequeños para guardarlo. Presiónalo contra el fondo para asegurarte de que queda sumergido en salmuera. Deja tan poco espacio de cabeza como puedas. Enrosca las tapas y guarda los tarros en la nevera.

AJO NEGRO

Un alimento transformado

Desde hace unos años encontramos un producto nuevo para nosotros que proviene de Oriente, donde tiene una tradición milenaria: el ajo negro.

Contrariamente a lo que se podría pensar en un primer momento, no se trata de otra especie de ajo, sino del mismo, el *Allium sativum*, sometido a un proceso de fermentación enzimática, sin añadirle bacterias, fermentos, ni ningún otro aditivo.

Para ello se dejan las cabezas de ajo, enteras y sin pelar, dentro de unas cámaras cerradas, a una temperatura aproximadamente de 60 °C y con un porcentaje de humedad alrededor del 90%, durante un mes. Posteriormente se dejan oxidar en condiciones controladas durante 45 días, al cabo de los cuales se habrán modificado sus características.

Durante este proceso los nutrientes y los componentes medicinales presentes en el ajo aumentan significativamente. La cantidad de calcio llega a una concentración 7 veces mayor respecto al ajo fresco, el fósforo dobla su contenido y el aporte proteico también se ve incrementado. Asimismo se produce una pre digestión de las proteínas, que se descomponen en aminoácidos, favoreciendo así su asimilación por parte del organismo. El ajo negro contiene todos los aminoácidos esenciales.

Ajo negro en casa

■ 1. El proceso para hacerlos en casa es parecido al que se sigue de forma industrial. Sumerge los ajos durante 10 minutos en agua de mar previamente hervida y enfriada.

■ 2. Envuélvelos en papel de aluminio, cocinándolos a 60°C durante 10 o 12 días (cada vez que gastes el horno para cualquier elaboración, déjalos durante unas horas con el horno apagado en el momento que esté a 70°C; así aprovecharás el calor residual del horno).

■ 3. Para que no se estropeen déjalos al sol a lo largo de 6 días (junio), sin sacarlos del aluminio, dejando que terminen de cocer.

■ 4. Al abrir el papel de aluminio estarán totalmente acabados, con una textura tierna y cremosa. Guárdalos en un recipiente y deja que fermenten.

Para conservarlos puedes guardar los dientes de ajo en aceite, o bien sin sacarlos de su envoltorio natural. Deshidratados al sol en un táper de plástico, parece que duran mas tiempo.

El ajo negro, antioxidante y cardiosaludable

Vale la pena tener en cuenta que el ajo negro (envejecido tal cual, o bien en extractos) es excelente en caso de hipertensión, y sin los indeseables efectos secundarios de los fármacos. Al cabo de tres meses suele reducir la presión sistólica (cuando el corazón se contrae) en 10 mmHg y la presión diastólica (cuando se relaja) en 5,4 mmHg, según diversos estudios.

Una bendición para las arterias. También se observa un efecto positivo en la microbiota de los participantes, aumentando la proporción de bacterias favorables a la salud cardiovascular que habitan los intestinos.

El poder antioxidante del ajo negro aumenta hasta diez veces el del ajo original. La cantidad de polifenoles se duplica y con ellos la capacidad de inhibir la oxidación del colesterol y la esclerosis arterial. También aumenta una importante enzima, la superóxido dismutasa (SOD), que ayuda a evitar el envejecimiento y la aparición de enfermedades degenerativas.

Delicado para el estómago y paladar

La transformación enzimática que convierte el ajo en ajo negro hace que cambien también su textura y su sabor. El calor desnaturaliza la enzima alinasa, responsable del sabor acre y picante del ajo fresco, dando paso a un gusto dulce afrutado y un aroma suave.

En cambio, el contenido en alicina, sustancia de acción antiséptica, es mucho menor en el ajo negro que en el blanco. Por eso no es tan efectivo como el fresco en el tratamiento de las infecciones. Pueden tomarse de uno a tres dientes de ajo negro al día, preferiblemente en ayunas. Su textura blanda y cremosa es ideal para untar el pan y elaborar salsas, cremas o vinagretas.

CIRUELAS FERMENTADAS

LA RECETA

Esta receta del restaurante Noma (Copenhague) nos permite comprender con detalle lo que podemos hacer con algunas frutas fermentadas.

Para 1 kg de ciruelas y jugos fermentados

INGREDIENTES:
- 1 kg de ciruelas firmes, pero maduras
- sal no yodada

Las ciruelas son una buena opción para iniciarse en el mundo de los fermentados y puedes fermentarlas de distintas formas, según el equipo que tengas y cómo vayas a usar el producto final, es decir, si lo que buscas son trozos grandes, ciruelas enteras o un puré. Y se tarda menos de una semana en ver los resultados.

Existen dos maneras de proceder en el caso de la fermentación láctica: puedes fermentar el ingrediente crudo envasado al vacío o en un recipiente colocando peso encima. Las máquinas de vacío hacen de la fermentación un proceso sumamente sencillo y fiable. Son muy útiles, pero un poco caras. Aquí explicaremos el procedimiento clásico, sin envasado al vacío.

La preparación
Utiliza ciruelas maduras, pero firmes, que estén dulces y en crudo tengan un punto crujiente. Las ciruelas que no estén lo bastante maduras no aportarán el azúcar necesario y podemos acabar con una fruta a medio fermentar, sin el dulzor suficiente para equilibrar el ácido láctico. En cambio, las ciruelas demasiado maduras se desintegrarán.

Si las ciruelas tienen suciedad visible, lávalas con agua fría, pero no las frotes. Las bacterias presentes en la piel de la fruta son los agentes responsables del éxito del proceso de fermentación. Corta las ciruelas por la mitad, a lo largo con una puntilla. Retuércelas con suavidad para separar las dos mitades y después inserta la punta del cuchillo debajo del hueso y retíralo con cuidado; si el hueso se resiste, tendrás que sacarlo cortando la pulpa de alrededor.

Pesa las ciruelas sin hueso y calcula un 2% de ese peso; esa será la cantidad de sal que tendrás que añadir más adelante. Por ejemplo, si las ciruelas sin hueso pesan 950 g, necesitarás 19 g de sal.

Para fermentar en un frasco o en una olla de barro

Corta las ciruelas por la mitad dos veces más, hasta obtener ocho pedazos de cada una. De esta manera cabrán mejor en el recipiente y será más fácil eliminar las bolsas de aire que puedan formarse entre la fruta. Echa las ciruelas a un cuenco, añade la sal y remueve bien. Con una espátula de silicona, transfiérelas del cuenco al recipiente en el que las vayas a fermentar. Procura que en el cuenco no quede nada de zumo ni de sal.

Coloca un peso sobre las ciruelas para que, a medida que vayan soltando sus jugos, queden sumergidas en una salmuera. Lo más sencillo es utilizar unas bolsas de plástico con autocierre: llena una bolsa con agua parcialmente, extrae el aire y ciérrala. Para evitar fugas, métela en una segunda bolsa. Introdúcela en la olla o en el tarro de manera que cubra por completo las ciruelas. Ponle la tapa a la olla o al tarro, pero procura que no quede completamente cerrada para que pueda salir el gas. Si vas a utilizar un tarro con cierre hermético clásico, retira la goma de la tapa antes de cerrarlo.

El proceso. Dejar reposar

Deja reposar las ciruelas para que fermenten. La fermentación láctica se puede llevar a cabo a temperatura ambiente (21 °C), aunque en Noma se fermenta a una temperatura un poco más alta, a 28 °C. Esta temperatura es lo suficientemente cálida como para acelerar el proceso, pero no tanto como para que el fermentado acabe desarrollando los sabores no deseados que a veces proporcionan las fermentaciones hiperactivas.

A 28 °C, las ciruelas suelen tardar 5 días en alcanzar el sabor ideal. A 21 °C, pueden tardar entre 6 y 7 días. Puedes guiarte por el gusto.

En el tarro. Quizá veas aparecer una sustancia blanquecina en la superficie del líquido y en el contorno de las ciruelas. Son unas levaduras que pueden desarrollarse en la fruta antes de que se haya completado el proceso de fermentación y los jugos se hayan acidificado. Son inofensivas, pero pueden aportar un sabor raro si acaban mezcladas con el líquido. Cuando las veas, retíralas con cuidado con una cuchara.

Mientras la fruta fermenta, la pulpa se ablandará y su dulzor comenzará a transformarse en una agradable acidez, que percibirás a los lados y en la parte posterior de la lengua y que te hará salivar ligeramente. Cuanto más tiempo fermenten las ciruelas, más ácidas estarán. Si dejas que fermenten demasiado, acabarán perdiendo su carácter y lo único que notarás será una acidez abrumadora. Probar la fruta todos los días te ayudará a evitar que eso ocurra.

Por último, has de tener en cuenta que los alimentos sometidos a una fermentación láctica pueden ser un poco efervescentes; esto se debe al dióxido de carbono y es algo completamente normal.

Conservación

Cuando las ciruelas hayan completado el proceso de fermentación, sácalas del tarro y cuela el líquido. Guárdalo en un recipiente pequeño o en una bolsa de plástico. Según el grado de madurez de las ciruelas, deberías obtener unos 125 ml de jugo.

Este jugo es un buen producto (en el restaurante lo consideran una maravilla, casi una vinagreta). En la nevera se conserva una semana, pero se puede congelar en un recipiente hermético.

En cuanto a las ciruelas, guárdalas en un recipiente con tapa o en una bolsa con autocierre. En la nevera aguantarán hasta una semana sin que su sabor varíe demasiado, pero si no las vas a utilizar enseguida, congelarlas impedirá que sigan fermentando.

La fruta fermentada aguanta mejor en el congelador que la fresca.

Polvo de ciruelas fermentadas

Tritura las pieles deshidratadas de las ciruelas fermentadas con un molinillo de especias. ¿Vas a preparar un risotto de guisantes frescos? En lugar de rematarlo con un chorrito de zumo de limón, tamiza un poco de polvo de piel de ciruela sobre él.

Este polvo también hace muy buenas migas con los sabores del norte de África; añadir una pequeña cantidad sobre una bandeja de berenjena y chermoula justo antes de servirla aportará una chispa extra a un plato ya dinámico de por sí.

* Más recetas de pickles, o con frutas o verduras fermentadas en general en pág. 105.

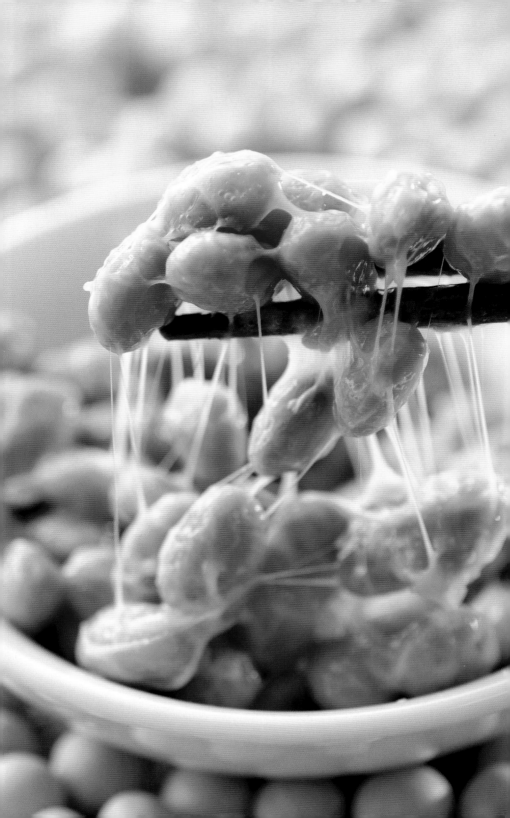

Legumbres fermentadas (y un alga)

LOS FERMENTADOS DE LA SOJA. NATTO

El natto es un preparado de soja cocida y fermentada con un bacilo. La soja se remoja, se hierve y después se mezcla con este cultivo, dejándolo fermentar un tiempo.

El producto resultante son habas de soja enteras con un sabor fuerte, y una especie de mucílago que las recubre, que cuanto más se remueve más elástico se vuelve. En Japón es un alimento muy popular que se sigue tomando como desayuno, poniéndolo sobre un bol de arroz.

Un superalimento para la salud. En Occidente los filamentos del nato no despiertan grandes entusiasmos entre los comensales. Es fácil de comprender si decimos que en el Japón y otros países asiáticos ocurre lo mismo con los filamentos del queso fundido.

Entre los superalimentos que merecen tal nombre, el natto está entre los primeros. Y si no es más popular entre nosotros es por su aspecto, olor y sabor.

EL MISO, UN TESORO PARA LA SALUD

Enzimas y probióticos

El miso es un producto fermentado en forma de pasta que se obtiene princi-palmente de las semillas de soja, aunque también se puede elaborar a partir de otras legumbres como los garbanzos, o de cereales como la cebada, el trigo o el arroz. También es frecuente que la soja se mezcle con cebada, arroz o trigo, dan-do lugar a las diferentes variedades de miso que encontramos en el mercado.

El proceso de elaboración, mediante un hongo llamado «koji» (de arroz o de cebada, ver pág. 63) es determinante para su calidad final y conservación. Como todos los productos que se obtienen por medio de fermentación láctica, se requiere un determinado tiempo y unas condiciones ambientales adecua-das. Para hacer el miso artesanal se emplea mucho más tiempo que para el in-dustrial, ya que este último se puede llegar a obtener en apenas tres días, ace-lerando el proceso natural de fermentación de los microorganismos y enzimas.

Los japoneses dicen que el miso es un regalo de los dioses y en verdad tiene tantos beneficios para la salud que es incomparable con cualquier otro fermen-

LA RECETA

NATTO DE GARBANZOS

INGREDIENTES:

• 1,5 tazas de garbanzos cocidos
• 1 paquete de natto para usarlo como cultivo o bien ½ cucharadita de *Bacillus subtilis* var. natto

1. Pon los garbanzos en la vaporera y hazlos al vapor a fuego medio-alto 3-4 minutos.
2. Mientras se calientan los garbanzos pon en un bol 1 cucharadita de natto o del bacilo y añade 100 ml de agua caliente. Mézclalo muy bien hasta que se forme un caldo de color blanco traslúcido. Saca las habas de soja, usaremos sólo el caldo.
3. Pon los garbanzos calientes en el recipiente en el que vayas a hacer el natto (recomiendo un tarro de cristal esterilizado), añade el caldo, mézclalo muy bien y tápalo con triple muselina o un paño esterilizado, con una goma. Estas bacterias sí necesitan respirar.
4. Déjalo 12-24 horas en un lugar cálido. Cuando las legumbres tengan una pátina blanca, remuévelo bien, ciérralo con tapa hermética y déjalo en la nevera al menos 8 horas.
5. Tras este tiempo remuévelo bien, verás que se han formado los mismos hilos que en el natto tradicional. Ya está listo para tomar, con un chorrito de shoyu o tamari.

Para que fermente: es importante que todo lo que usemos esté muy limpio, preferiblemente esterilizado en agua hirviendo. Estas bacterias termófilas no se mueren con el agua caliente, pero sí que de esta forma desaparecerán otras que pueden ser nocivas y que podrían arruinarnos el cultivo.

tado. Además de todas las propiedades de un pickle, el miso genera vitalidad, ayuda a eliminar radiación del cuerpo, fortalece la sangre, quita el cansancio, favorece la concentración, embellece el cabello… y enriquece el sabor de cualquier comida.

El miso es un ejemplo excelente de lo que se conoce como «pastas amino».

Mejora la absorción de los otros alimentos

En el Japón consideran que el consumo habitual de miso es importante para la longevidad. Hoy sabemos que es debido a sus efectos probióticos y a los enzimas que contiene. Los microorganismos que se desarrollan en este proceso ejercen un efecto muy favorable para regenerar la flora intestinal y las enzimas que contiene el miso facilitan la digestión de los alimentos.

Notas del chef. Se puede hacer natto con otras legumbres. Lo suyo es hacerlo con soja, porque proporciona la mejor textura y sabor, pero podemos fermentar los garbanzos, con el mismo cultivo de natto.

¿Cómo obtenerlo? Podéis hacerlo con natto comprado, ya que las bacterias pueden ser más difíciles de conseguir que el propio natto (lo venden en algunas tiendas veganas, en tiendas japonesas o en supermercados orientales) y la preparación es igual de cómoda, no tiene mucho misterio.

Temperatura. El natto necesita una temperatura más alta que otros fermentos caseros, así que mejor dejarlo en un lugar cálido de la casa. También necesita respirar, así que tenemos que asegurar que entre algo de aire (poquito), de ahí lo de cerrarlo con triple muselina o un paño. Es imprescindible que esté recién esterilizado o contaminaríamos nuestro natto.

En verano las condiciones son muy buenas porque hace mucho calor, pero en invierno tendremos que meter la mezcla en un termo y mantenerlo caliente.

Cómo saber si se ha estropeado: presentaría un olor a podrido, sulfuroso, mohos en la superficie, etc. Debe verse al principio blanco y después, al removerlo, pegajoso y formando hilos. Si no forma nada de hilos, es posible que no haya fermentado.

Conservación. El natto (comprado o hecho en casa) se puede congelar, las bacterias no se mueren. Si necesitas conservarlo durante un tiempo, envuélvelo bien, métalo en un táper bien cerrado y al congelador. Así tendrás siempre que quieras para hacer tus propios cultivos.

Según la medicina tradicional china, el miso actúa sobre el elemento tierra. Se considera un alimento de naturaleza tibia y sabor salado, adecuado ante todo para armonizar el sistema digestivo porque actúa sobre el estómago, bazo, páncreas e intestinos, precisamente los órganos que tienen la importante función de digerir y absorber adecuadamente las sustancias nutritivas de los alimentos para ser transportadas al resto del organismo.

«No es lo que comemos, sino lo que digerimos»
Si algo de lo que comemos no lo metabolizamos bien, suele ser más perjudicial que beneficioso. Nos nutrimos de aquello que podemos digerir y asimilar, por lo que es más apropiado decir «somos lo que asimilamos», en vez de «somos lo que comemos».

¿CUÁNTAS CLASES DE MISO EXISTEN?

El miso más común es el que usa solamente soja para la base, pero se le pueden añadir todo tipo de cereales, como el trigo, el arroz o el mijo, y en distintas cantidades y proporciones.

Otro factor importante es el tiempo que dure la fermentación, ya que intensifica más o menos el sabor y la textura final de la pasta.

Los tipos de miso más afamados son fermentados durante largo tiempo. En resumen, estos son los miso que encontramos en Japón con más frecuencia:

• **Blanco (Shiromiso):** hecho con soja y arroz blanco, con una fermentación de entre dos meses y un año. De color claro, y de sabor suave. Muy versátil, se adapta a todo tipo de recetas, desde salsas y marinadas, hasta sopas.

• **Amarillo (Shinsumiso):** muy similar al anterior, pero se alarga la fermentación, y el resultado es más fuerte e intenso.

• **Rojo (Akamiso):** mucho más oscuro, debido a la alta proporción de soja que lleva la pasta y a una fermentación de dos años (se puede alargar hasta tres años). Ideal para platos consistentes, como caldos o cocidos.

• **Negro (Kuromiso):** su fermentación dura aproximadamente tres años y su gusto es intenso;

• **Miso de cebada (Mugi miso):** conocido como mugi y con un periodo de fermentación largo, mantiene el sabor y el aroma intenso de la cebada pero con toques más dulces.

• **Hatcho o mame miso:** es el más concentrado; se elabora sólo a base de soja, con una fermentación de hasta tres años, y es muy oscuro. Desprende un olor muy intenso.

En la cocina

La forma más habitual de tomar el miso es en caldos, como la deliciosa sopa de miso japonesa, que además hace que nos siente mejor la comida. También se pueden elaborar patés con tofu y miso, o bien salsas más sabrosas y digestivas.

El miso no debe añadirse a la comida hirviendo o muy caliente, porque se destruirían sus propiedades probióticas y enzimáticas, quedando sólo como un mero saborizante de los platos.

¡Sin pasteurizar! Otro factor a tener en cuenta es su conservación. La pasteurización destruye lo más apreciado desde el punto de vista nutricional: las enzimas y microorganismos que contiene. Por eso conviene consumirlo sin pasteurizar y mantenerlo refrigerado.

Debido a su alto contenido en sodio, las personas hipertensas deberán utilizarlo con moderación. Tampoco se recomienda para los bebés menores de un año.

Gluten. Las personas celíacas o intolerantes al gluten, deberán cerciorase, antes de consumirlo, que el miso que van a tomar está hecho sólo de soja y no contiene cereales con gluten.

Koji, soja y sal

El miso se elabora fermentando koji, habas de soja y sal. Cuando hablamos de miso de más de un año, parece que hablamos de un vino: miso de un año, de tres años…

Cada vez más personas lo fermentan en casa (y no sólo en Japón), con la intención de lograr el mayor número de nutrientes de nuestros alimentos a un precio razonable. El miso pasteurizado es nutritivo, pero no tanto como el miso elaborado en casa. Además, elaborarlo en casa siempre permite no sólo conseguirlo más fresco, sino más variado y más a tu gusto.

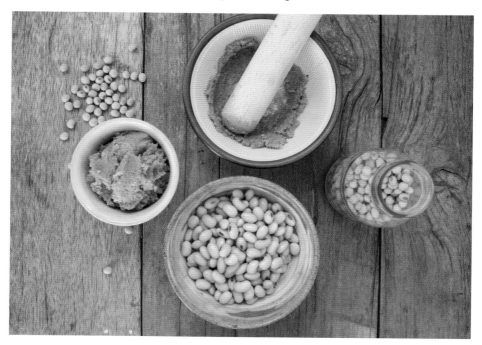

**Para elaborar pasta de miso
hay que tener en cuenta tres variables:**
- 1. La calidad del koji. Es posible encontrar koji elaborado en internet, y también podéis hacerlo artesanalmente en casa (ver pág. 63).
- 2. Utilizar un cubo de fermentación adecuado para fermentar alimentos. Ha de ser lo suficientemente grande, de un material apto para introducir alimentos y que se pueda cerrar herméticamente, (entre el alimento a fermentar y la tapa no ha de haber espacio).
- 3. Limpieza e higiene.

Si seguimos estas tres variables, lo más probable es que obtengamos un buen miso. Quizás deberíamos añadir… «¡paciencia!».

Elaboración del miso casero
El miso elaborado en casa sigue siendo muy popular en Japón: cada casa se enorgullece del miso que elaboran y que es diferente a los demás.

Ingredientes:
- habas de soja (2 tazas): comprar habas enteras y secas.
- koji (315 g)
- sal (9 cucharadas): utilizar sal marina sin refinar.
- agua (4 tazas): recordar que cuando fermentamos, la calidad del agua es importantísima. Si utilizamos agua contaminada, estamos introduciendo contaminantes, y si es agua del grifo con mucho cloro, la fermentación se retrasará (y le dará sabor a cloro).
- miso semilla (opcional: 1 cucharada): utilizar un poco de miso sin pasteurizar como inoculante de levadura.
- tané mizu: es el agua semilla, se utiliza el agua con la que se hervirá la soja.

El tiempo de fermentación. Esto influirá en la cantidad de sal, pues más fermentaciones necesitan más sal y viceversa. El tiempo de fermentación para esta receta es de seis meses.

Para preparar las habas de soja:
- limpiar las habas de soja con agua y sumergirlas (también en agua) durante 3 horas.
- cocer las habas de soja (normalmente unos 30 minutos), hasta que sean lo suficientemente blandas como para aplastar con los dedos.
- no tirar el agua semilla (tané mizu).
- dejar enfriar y luego picar las habas.

LA RECETA

SOPA DE MISO

INGREDIENTES:

- mugi miso (o hatcho miso u otro miso bio de buena calidad)
- apio, puerros, zanahorias, nabo, cebolla
- un diente de ajo
- dos tiras de alga kombu
- una pizca de tomillo
- unos trocitos de tofu (opcional)

1. Poner en remojo el alga kombu durante unos diez minutos. Mientras tanto cortaremos todas las verduras a trozos y pondremos en olla presión con agua según cantidad de verduras.
2. Añadir las algas también a trozos. Dejarlo cocer todo diez minutos y sacar del fuego.
3. Cuando se pueda sacar la tapa, pondremos en un vaso un poco del caldo y mezclaremos una cucharadita de miso por ¼ de litro de la sopa.

Cuando esté bien diluido lo añadiremos al resto de la sopa y mezclamos todo.

Esta sopa se puede tomar con las verduras cortadas, en puré o colándolo todo como caldo.

Nuestro consejo. Es importante recordar que el miso no debe de hervir nunca, porque si no perdería sus enzimas.

Cuando uno está con fiebre es aconsejable tomarlo varias veces al día colado (tiene un gran efecto depurativo y remineralizante a la vez).

Esta receta es muy versátil y permite múltiples variantes. Se pueden adaptar los ingredientes al clima y al estado de la persona. Lo básico, eso sí, es el miso y el alga kombu. Puede prepararse también con alga wakame, con una cucharadita de semillas de sésamo, con setas shiitake, con daditos pequeños de tofu suave…

Notas del chef. La sopa de miso se ha convertido un clásico del naturismo, sobre todo entre los seguidores de la cocina oriental y la macrobiótica. Siempre sienta muy bien, a la vez que nos aporta las propiedades de las algas y el miso.

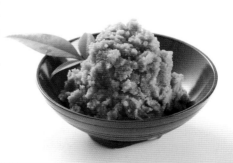

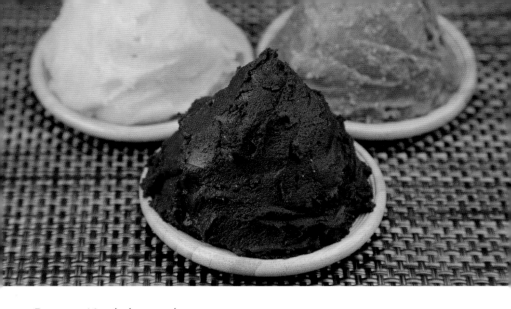

Preparación de la mezcla
■ mezclar en un bote el tané mizu, miso semilla, si se utiliza, 8 cucharadas de sal y el koji.
■ cuando esté bien mezclado añadir las habas de soja. Mezclar bien, para que quede como una pasta.

Preparación del fermentador
■ limpiar y desinfectar bien. Agregar sal por las paredes del fermentador.
■ añadimos la pasta, colocarla uniformemente.
■ añadir la última cucharada de sal en la superficie exterior del miso y tapar con un hilo.
■ cerramos el fermentador, de manera que no haya aire entre la tapa y el miso, y dejar fermentar a temperatura templada durante 6 meses.

Control de la fermentación
■ cada par de meses abriremos el fermentador y lo probaremos hasta que nos guste el sabor. Esta operación se debe minimizar porque cada vez que abrimos hay riesgo de contaminación. Si no se ve ningún líquido, conviene incrementar la presión de la tapa.
■ si al cabo de seis meses lo encontramos todavía demasiado salado, lo dejaremos fermentar un poco más.

Fin del proceso de fermentación
■ cuando nos guste el resultado final, retiraremos el moho de la superficie cubierta. Se puede comer, pero no sabe igual que el resto del miso.
■ mezclaremos bien el tamari (es lo que le da más sabor).
■ introduciremos una parte o todo en un recipiente para guardar en el frigorífico e irlo consumiendo.

TAMARI Y SHOYU

Es el líquido que rebosa el miso, es decir, es el fermento a partir de las habas de soja y sal. El tamari («residuo acumulado», en japonés) tiene más o menos las mismas propiedades del miso, siempre que haya sido obtenido por medios orgánicos y sin pasteurizar.

Antes se hacía de forma artesanal, amasando una pasta con soja y agua que se mantenía en barriles de madera envejecida y se dejaba fermentar entre 18 y 24 meses, bajo unas condiciones ambientales adecuadas de temperatura, humedad y luz hasta que se formara la pasta miso, un sabroso condimento rico en enzimas y probióticos. El líquido sobrante que se acumulaba en el fondo del barril, de un color muy oscuro y consistencia espesa y viscosa era el tamari.

Este proceso resulta muy laborioso y complejo, razón por la cual hoy en día son muy pocos los fabricantes que lo siguen. La mayoría elabora directamente el tamari poniendo en remojo las habas de soja e inoculando el hongo «koji» (*Aspergillus oryzae* o *Aspergillus sojae*, ver pág. 63), se deja que la pasta fermente, se prensa y el líquido que se recoge es el tamari.

Diferencias entre el tamari y la salsa de soja

Una de las principales diferencias entre el tamari y la salsa de soja es su contenido en gluten. La salsa de soja, *shoyu* en japonés, que encontramos habitualmente en los restaurantes y supermercados es la variedad koikuchi, una de las más consumidas por los japoneses. Esta suele contener un 50% de soja y un 50% de trigo, además de agua, koji y sal marina.

En cambio el tamari es una salsa que se obtiene sólo de la soja y no contiene trigo, o sólo una pequeña parte. El tamari es más bien la salsa de soja ancestral, ya que se parece más al modelo que se originó en China y más tarde se extendió a Japón y otros países asiáticos.

El tamari que se elabora de forma tradicional presenta un color más oscuro que la salsa de soja corriente, es más espeso y tiene un sabor más fuerte. En la actualidad suele tener un color muy parecido al de las otras salsas de soja, y es más o menos espeso en función del agua que se le añade en el proceso de fabricación, lo que también hace que tenga un sabor más o menos intenso.

Favorece la digestión y absorción de nutrientes

Además de aportar sabor y nutrientes a las comidas (aminoácidos, carbohidratos, ácido acético, hierro y enzimas), el tamari las hace más digestivas, mejorando la asimilación de los nutrientes que contienen los alimentos a los que acompaña. Este tamari de verdad es muy diferente a las salsas de soja comercial de los supermercados (alguna incluso contiene glutamato monosódico para potenciar el sabor, u otros ingredientes poco aconsejables).

El tamari se utiliza como sustituto de la sal, aportando a las comidas más de 300 matices aromáticos sin enmascarar su sabor original. Se puede usar perfectamente como aderezo en infinidad de recetas.

Para conservar al máximo sus propiedades se recomienda añadir a la comida después de cocinar, justo antes de comer.

Se debe utilizar en cantidades moderadas, pues como pasa con muchos alimentos, en exceso podría ser perjudicial.

El shoyu se obtiene al fermentar las habas de soja con granos de trigo. Tiene cualidades parecidas a las del tamari. Tanto el tamari como el shoyu han de usarse con moderación, por ejemplo, con unas gotitas en las ensaladas.

TEMPEH

El tempeh es de origen indonesio y desde hace más de 3.000 años se elabora con soja fermentada, pero también con otras legumbres, como los garbanzos. Ha ganado gran popularidad debido a su poder nutritivo, y se estima que tiene una buena cantidad de vitamina $B_{12,}$ siempre que haya sido fermentado mediante métodos artesanales naturales.

El tempeh es un alimento muy nutritivo y rico en proteínas, resultado de la fermentación del grano de soja por medio de un moho (*Rhizopus oligosporus*).

Contiene todos los aminoácidos esenciales, entre otros ingredientes excelentes para la salud. Las isoflavonas de la soja refuerzan los huesos, ayudan a aliviar los síntomas de la menopausia, reducen el riesgo de enfermedades coronarias del corazón y ciertos tipos de cáncer, como el de mama.

Las enzimas que se crean en el tempeh durante el proceso de fermentación le otorgan una digestibilidad muy buena, manteniendo además toda la fibra y ampliando las virtudes de la soja: la fermentación produce agentes antibióticos naturales que aumentan la resistencia del cuerpo a infecciones intestinales.

La historia

Las primeras habas de soja chinas que se conocen datan del siglo XI antes de Cristo, al norte de China, donde estaban entre los primeros cultivos realizados por el ser humano. Tradicionalmente allí se honraban las habas de soja como uno de los cinco granos sagrados esenciales para la existencia de la civilización china y se consideraban tanto una comida como una medicina.

A comienzos del siglo XX, el aumento de su popularidad en Japón hizo que se expandiera por otros países, e incluso por Indonesia, en donde hoy en día es tan popular que se puede encontrar con mucha facilidad en puestos callejeros y con diferentes sabores, todos exquisitos.

En Europa el tempeh es conocido a través de los holandeses, colonizadores de Indonesia. En EE.UU. se introdujo la soja a inicios del siglo XIX y su cultivo se expandió enormemente después de 1945, hasta su popularización a finales de la década de 1960. La primera tienda comercial de tempeh se abrió allí en 1975 y enseguida se hizo muy popular. El tempeh forma parte del selecto grupo de alimentos fermentados beneficiosos para la salud.

Elaboración del tempeh

■ 1. Poner las legumbres en el colador y lavarlas con un buen chorro de agua. A continuación, remójalas de 8 a 12 horas en agua muy caliente (o bien hiérvelas durante 20 minutos y después déjalas en remojo unas dos horas).

■ 2. Pasado este tiempo escúrrelas y lávalas nuevamente. Después, pártelas en mitades o cuartos, pero no mucho más pequeñas. Para ello, si no se dispone de un molino adecuado, lo más simple es colocar las judías en un recipiente y frotarlas con las manos, apretándolas en puñados, con un movimiento de amasado a fin de que no se separen en sus dos mitades y se suelte la piel. Lo importante es que no queden muy trituradas.

Una vez partidas se deben separar las pieles. Para ello puedes volver a utilizar el cubo: echa en él las judías, llena casi hasta arriba con agua y remueve enérgicamente; estas se asentarán en el fondo y las pieles, muy livianas, quedarán por encima. A continuación, inclina el cubo con cuidado y deja caer el agua que arrastrará las pieles.

Repite unas cuatro o cinco veces hasta eliminar bastantes (no tiene importancia si quedan algunas).

■ 3. Pon una olla al fuego con cuatro o cinco litros de agua y cuando rompa a hervir echa las judías y añade el vinagre. Cocina con la olla tapada, manteniendo un hervor suave durante 45 minutos. Mientras se van haciendo puedes ir preparando las bolsas. Dobla una de las toallas en cuatro; apoya las bolsas sobre ella y perfora con ayuda de la aguja, dejando una separación de 1,5 cm entre agujeros.

■ 4. Pasados 45 minutos, pasa las legumbres a un colador bien limpio y rocíalas con un poco de agua fría. A partir de este momento, y hasta que acabes de envasarlas, debes tener cuidado con el aspecto sanitario para evitar la contaminación del tempeh. ¡Todo bien limpio!

Extiende las toallas y esparce las judías por encima; haz una capa delgada. Enróllalas y deja que absorban bien hasta que las judías se sequen, momento en el que se echan en la fuente y se comprueba que no estén demasiado calientes (deben estar más o menos a la temperatura del cuerpo).

■ 5. Después ya puedes proceder a inocular las judías con el fermento. Para ello lava muy bien la cucharita, toma la cantidad necesaria de fermento y añádela a las judías, mezclándola muy bien para asegurarte de que se reparte uniformemente.

■ 6. Ahora ya puedes llenar las bolsas para colocarlas después sobre una superficie limpia y lisa, doblando por debajo el extremo abierto de la bolsa.

Prensa bien con las manos limpias, con cuidado de llenar bien las esquinas, y disponlas sobre la rejilla o plancha agujereada que se pondrá en la incubadora.

Las planchas deben ser de unos 15 a 20 mm de espesor.

Recetas con tempeh al final del libro.

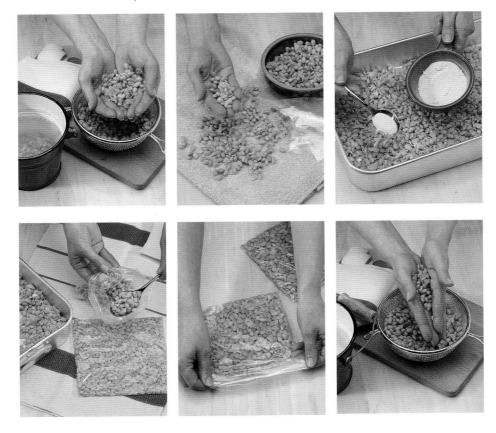

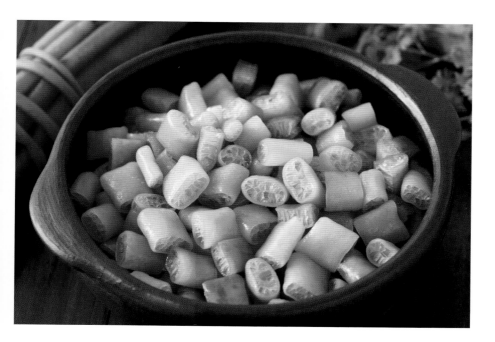

EL ALGA COCHAYUYO, PROTEÍNAS VEGETALES DEL MAR

El cochayuyo es un alga comestible (*Durvillaea Antarctica*) de gran tamaño y longitud. Pertenece a la familia botánica de las phaeophytas o algas pardas. A pesar de ser un alga, tiene un aspecto totalmente diferente a las algas que se comercializan habitualmente en nuestro país, por su especial volumen y su consistencia carnosa, elástica y firme. Recuerda más a una seta que a una verdura marina.

Un saludable alimento nutritivo

El cochayuyo es una de las algas que durante siglos ha formado parte de la economía de las comunidades indígenas cercanas al mar, en especial de los lafkenches (mapuches que viven en la costa) del sur de Chile. Estos recolectores todavía repiten cada año el rito de la extracción del cochayuyo y de la trashumancia para venderlo en la gran ciudad. Entre los mapuches, el cochayuyo es, junto a las patatas, un alimento básico de su dieta.

Y es también una fuente de proteínas de buena calidad. Su aporte de 11,26 g por 100 g es superior al de cereales como el maíz, el trigo y el arroz. Contiene todos los aminoácidos esenciales en cantidades respetables, formando éstos el 47% del total de su proteína. Destaca entre sus aminoácidos la gran cantidad

(1,8 g por 100 g) de cistina, potente antioxidante y desintoxicante del organismo al transformarse en L-cisteína.

Se trata de un alimento muy rico en minerales y oligoelementos, especialmente en magnesio (1.010 mg por 100 g), calcio (1.160 mg por 100 g), hierro (30 mg por 100 g), azufre (1.040 mg por 100 g), yodo (490 microgramos por 100 g)... La cantidad de yodo es suficientemente equilibrada como para poderlo consumir de forma diaria.

Su contenido en grasa es casi nulo (0,27 g por 100 g) y moderado en carbohidratos asimilables (8,67 g por 100 g).

Es una fuente de fibra de buena calidad, y, muy importante, 47,5 g por 100 g, de los cuales entre 30 y 40 g son de ácido algínico, uno de los más potentes desintoxicantes del organismo.

Glutation (y L-acetil-cisteina), alginatos...
Una maravilla de componentes
El interés de esta alga se encuentra sobre todo en los componentes que nos aporta. Ahora se acepta la importancia del glutation en el mantenimiento y funcionamiento de nuestras defensas y se cita en casi todos los protocolos para combatir la Covid y los efectos postvacunales que deprimen el sistema inmunitario.

LA RECETA

APERITIVO DE COCHAYUYO CON AJO Y PEREJIL

INGREDIENTES:
- 40 g de cochayuyo
- ajo, perejil, limón
- sal y aceite de oliva virgen extra

1. Se pone a remojar el cochayuyo en agua el tiempo que consideremos necesario (ver las indicaciones de utilización en crudo).

2. Se escurre y se le hace un aliño con zumo de limón, ajo y perejil bien picado, aceite de oliva y un poquito de sal. Se deja macerar un buen rato.

Notas del chef. Se puede tomar tal cuál como aperitivo, agregar a la ensalada, ya sea de verduras u hortalizas crudas o de pasta o a un plato de cereales o legumbres.

Si no hemos tenido tiempo de remojarlo también podemos hervirlo hasta que esté tierno y después aliñarlo.

LA RECETA

COCHAYUYO MACERADO

1. Los trocitos de cochayuyo secos se ponen en un colador debajo del agua corriente. Así se limpian y se ablandan. Actúan como pequeñas esponjas que absorben el líquido en el que los dejes en maceración.
2. Puedes prepararlo con cualquier salsa. Esta vez los había dejado un día en maceración con gazpacho y ajo picado.
3. Es mejor comer el cochayuyo junto con alimentos ricos en vitamina C (perejil, pimiento rojo, limón…) y, como decimos, no calentarlo para aprovechar así su riqueza en cisteína.

Notas del chef. Se puede remojar en agua sola, agua y limón, o agua y un poco de vinagre de manzana. El tiempo de remojo puede variar, según el agua que utilicemos, del momento de recogida del alga y de la textura que más nos guste. Cada uno ha de encontrar «su punto», que va desde 10-15 minutos a toda la noche.

Después se cuela y se le puede añadir un poco de zumo de limón o el aliño que más nos apetezca. Se puede utilizar como aperitivo, para mezclar con la ensalada o para añadir a un plato cocinado al que se le quiera dar un toque de frescor.

Si no lo encontráis en tiendas de dietética, podéis conseguir cochayuyo en: www.brotasol.com

Uno de los precursos del glutation es la cisteina (L-acetil-cisteina), aminoácido abundante en el cochayuyo, así como de otro precursor que es el ácido glutámico.

Otro de los componentes importantes del cochayuyo es el ácido algínico (alginatos) que es un reconocido agente quelante, que permite una mejor eliminación de los contaminantes metales pesados. Además, tiene un buen contenido en proteínas (11%) y casi la mitad de su peso en seco es fibra vegetal, también muy importante.

Con la cocción se pueden preparar infinidad de recetas interesantes, pero pierde parte de sus propiedades. Por eso aquí lo recomendamos crudo y macerado: cuando se le encuentra el punto de sabor es delicioso.

Más recetas en el capítulo final del libro.

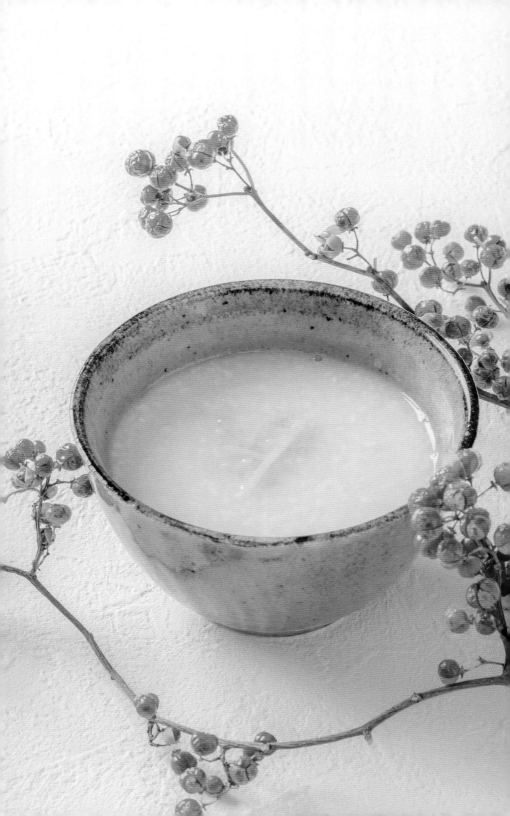

Koji y amazake

Puedes fermentar... ¡todo!

El gran moho

Existe un moho con un increíble potencial transformador: es el koji. Se trata del hongo *Aspergillus oryzae* combinado con otros similares, que, al ser cultivado en cereales u otros entornos nutritivos, desvela su tesoro oculto y repleto de enzimas digestivas. El koji se ha utilizado en sus múltiples formas durante miles de años.

Los expertos nos dicen que, en el sake y otras bebidas alcohólicas que se producen en Asia (a partir de arroz u otros cereales y tubérculos), las amilasas del koji rompen las cadenas complejas de carbohidratos en azúcares simples que después las levaduras fermentan en alcohol.

En la salsa de soja, el miso y otras pastas y salsas fermentadas, las proteasas del koji descomponen las proteínas en aminoácidos, entre los cuales se encuentra el glutamato, responsable del potente sabor umami. También se usa tradicionalmente en el encurtido de verduras, en dulces, salsas y otros muchos alimentos y bebidas.

Con el nuevo interés por la fermentación, también ha proliferado la experimentación y ahora abundan nuevas e interesantes aplicaciones para este hongo, que nosotros necesitaremos en caso de queramos elaborar, por ejemplo, miso (ver pág. 47) o amazake.

Para obtenerlo se necesita cultivar las esporas. Sandor, el gran maestro de los fermentados, nos lo explica así: «cuando decidí que ya estaba preparado para cultivarlo por mí mismo, compré las esporas, puse a remojo un poco de cebada perlada y luego la cocí al vapor. A continuación la atemperé hasta que alcanzó más o menos la temperatura corporal, añadí las esporas, las esparcí por toda la superficie, pasé la cebada inoculada a una cubeta de hostelería forrada con una tela de lino y la incubé en el horno con la luz encendida. A la mañana siguiente, el dulce aroma del koji impregnaba el aire de la cocina. El moho me sedujo con su embriagador perfume y la promesa de sabores deliciosos que aún estaban por llegar».

Con el paso de los años he ideado otros sistemas de incubación con mayor capacidad de autorregulación y con menos inconvenientes (...) También he usado diferentes tipos de arroz, mijo, soja (con y sin trigo) y habas (con y sin trigo) y he probado a utilizarlo con la batata y las castañas que cultivo. El miso es el producto con el que más he experimentado; para elaborarlo he sustituido la soja por otros tipos de legumbre, como los garbanzos, garrafones, judías pintas, carillas, lentejas y frijol canario.

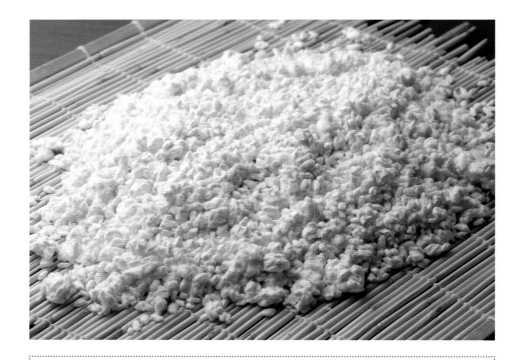

LA RECETA

RECETA PARA OBTENER KOJI

Tiempo de fermentación: 36-48 horas
Temperatura de fermentación: 32 °C

INGREDIENTES:

- ½ kg de arroz glutinoso
- esporas de *Aspergillus oryzae*

1. Cuece al vapor el arroz previamente sumergido en agua durante 2 horas y déjalo enfriar.

2. Una vez frío, coloca el arroz en una bandeja plana sin que supere los 4 cm. de altura. Espolvorea las esporas por encima y remueve. Cubre con un trapo limpio humedecido con agua. Fermenta el arroz a una temperatura constante de 32 °C y una humedad del 75-85%. Deja fermentar entre 36-48 horas, removiendo el koji cada 12 horas.

Conservación. Se conserva bien durante una semana a 4 °C. para conservarlo más tiempo, puedes deshidratarlo o congelarlo.

El koji y su cultivo

El koji (o koji-kin) se cultiva sobre arroz cocido al vapor, refrescado e inoculado con las esporas del *Aspergillus oryzae*. Entonces se incuba de 3 a 4 días a 42° C. Y aparece una «lana» blanca, como de algodón, cubriendo completamente el arroz cuando el koji está listo para la cosecha. Es el micelio de la nueva cepa de *Aspergillus oryzae*. Cuando están maduras, las esporas de este hongo son de un color verde pálido.

El koji es de alto contenido en enzimas catalíticas, incluida la amilasa, que convierte el almidón en azúcares simples, y se utiliza para procesar los alimentos de forma natural, de manera que resulten más asimilables y nutritivos y se conserven mucho tiempo.

El cultivo madre se usa para elaborar bebidas y productos predigeridos a partir de legumbres y cereales. Por ejemplo el miso hatcho (miso de haba de soja) o el amazake (endulzante a base de arroz).

Sin koji la fermentación no se produciría.

En España se puede encontrar koji a través de la empresa «Can Kensho», que también elaboran varios productos derivados de este hongo, como el miso o el amazake.

El resultado final, en la mayoría de alimentos fermentados con koji, es bien sabroso y umami. Además, contienen muchos beneficios para la salud. Todo ello abre un gran abanico de combinaciones gastronómicas y culinarias.

AMAZAKE

El amazake (o amazaké) es un pudin japonés dulce y sustancioso que también puede consumirse como bebida, y que experimenta una de las más radicales fermentaciones que podamos ver. El arroz común (o cualquier otro cereal) se vuelve intensamente dulce en cuestión de horas por la acción de un hongo; de hecho, no deja de ser sorprendente que un cereal pueda adquirir un sabor tan dulce sin que sea necesario añadirle azúcar ni ninguna otra sustancia endulzante.

La rápida digestión de los carbohidratos complejos en forma de azúcares simples es obra del hongo *Aspergillus oryzae*, o del koji.

Tradicionalmente, el amazake se elabora con arroz dulce, una variedad de cereal que en realidad no es dulce, sino que contiene un elevado porcentaje de gluten y por consiguiente adquiere una consistencia pegajosa cuando se cocina. Pero, en realidad, este plato puede prepararse a partir de cualquier cereal. El amazake de mijo, por ejemplo, es excelente.

LA RECETA

AMAZAKE

Para unos 4 litros
Tiempo total de elaboración: menos de 24 horas

MATERIAL:

• un bote de boca ancha de 4 litros (o más) de capacidad
• una nevera portátil lo suficientemente grande como para que quepa el bote dentro

INGREDIENTES:

• 500 ml de arroz dulce (o cualquier otro cereal)
• 500 ml (2 tazas) de koji
• agua

1. Cocina el cereal en alrededor de 6 tazas (1,5 l) de agua. Usa una olla a presión si la tienes. Esta elevada proporción de agua (3:1) consigue una consistencia algo más blanda que la habitual.
2. Mientras tanto, precalienta la nevera portátil y el bote llenándolos de agua caliente.
3. Cuando el cereal esté cocido, retira del fuego, destapa la olla y deja enfriar durante unos minutos, removiendo desde el fondo para dejar salir el calor. De todas formas, no lo dejes enfriar demasiado. El koji puede tolerar una temperatura de hasta 60 °C, así que procura llegar a ese punto o, si no tienes termómetro, hasta que puedas introducir un dedo en el cereal durante unos instantes sin hacerte daño pero notando que todavía se encuentra bien caliente.
4. Después, añade el koji al cereal cocido y mezcla bien.
5. Pasa la mezcla de koji y cereal cocido al bote precalentado, cierra la tapa a rosca e introdúcelo en la nevera portátil precalentada. Si la nevera es mucho más grande que el bote, llena los espacios libres con más frascos de agua caliente (a una temperatura que te permita tocarlos) a fin de preservar el calor. Cierra la nevera y déjala en un lugar cálido.
6. Comprueba el estado del amazake al cabo de 8 a 12 horas. En general está preparado en un lapso de 8 a 12 horas a 60 °C, o de 20 a 24 horas a 32 °C.

Cuando sabe muy dulce significa que está listo. Si no, caliéntalo a fuego suave: si tu nevera portátil es grande y la has llenado con otros botes de agua, vacíalos y vuelve a llenarlos de agua caliente; si la nevera es pequeña, vierte agua caliente directamente en su interior para rodear el bote que contiene el amazake. Deja fermentar durante unas horas más.

7. Una vez que el amazake esté dulce, llévalo poco a poco a ebullición para que deje de fermentar. Si la fermentación continúa cuando ya sepa dulce, se convertirá en un licor del tipo «grog» con alcohol.

Ten cuidado y no quemes el amazake cuando lo hiervas (es decir, cuando lo pasteurices). El mejor método de pasteurización consiste en hervir primero 2 tazas (500 ml) de agua en una olla, y luego añadir lentamente el amazake, removiendo sin cesar para evitar que el fondo se queme.

8. Puedes servir el amazake como un pudin en este punto en que está espeso y con los granos intactos, o bien aligerarlo con más agua y pasarlo por un procesador para deshacer los trozos y conseguir una consistencia líquida. Es delicioso caliente o frío.

9. Si lo dejas madurar, su dulzor se convertirá, como decimos, en un ponche con alcohol).

Puedes añadir al amazake extracto de vainilla, jengibre rallado, almendras tostadas laminadas y café, que le aportan sabores muy especiales. También puedes emplear el amazake para endulzar algún plato de repostería. Se conserva en la nevera varias semanas.

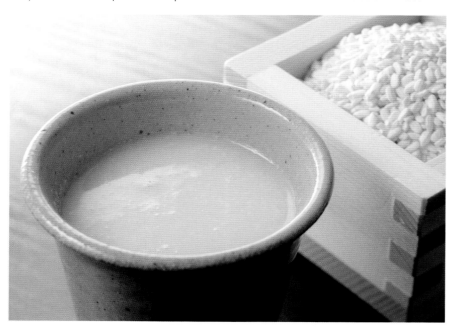

LA RECETA

PUDIN DE AMAZAKE Y LECHE DE COCO

Para 6 a 8 raciones
Tiempo total de elaboración: 3 horas

INGREDIENTES:

- 1 lata de leche de coco
- 250 ml (1 taza) de leche de arroz (o de vaca, o de soja)
- 2 cucharadas (30 ml) de arruruz en polvo
- 1 cucharadita (5 ml) de cardamomo en polvo
- 1 litro de amazake
- 250 ml (1 taza) de coco rallado seco
- 1 cucharadita (5 ml) de extracto de vainilla
- sal

1. Vierte la leche de coco y ½ taza (125 ml) de leche de arroz en una olla y lleva a ebullición.
2. Reserva ½ taza (125 ml) de la leche de arroz y añádele el arrurruz y el cardamomo en polvo. Una vez que el arrurruz esté completamente disuelto, agrégalo a la olla que está en el fuego.
3. Cuando el líquido hierva añade el amazaké; a continuación baja el fuego y mezcla con frecuencia, has-

ta que el pudin hierva durante alrededor de 10 minutos y comience a espesar.
4. Mientras tanto, en una sartén de hierro pesada, tuesta el coco rallado. Trabaja a fuego suave y mezcla constantemente, hasta que el coco comience a oscurecerse.
5. Añade al pudin el extracto de vainilla y la mitad del coco tostado, y mezcla.
6. Una vez que el pudin haya hervido durante alrededor de 10 minutos, retira del fuego y vierte en un cuenco, un molde de tarta o un molde de pan.
7. Esparce el resto del coco rallado tostado sobre el pudin. Deja enfriar a temperatura ambiente y luego enfría en la nevera antes de servir.

Nota del chef. Este delicioso pudin se prepara con amazaké y leche de coco, sin ningún otro producto adicional para endulzar.

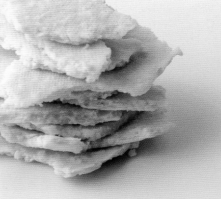

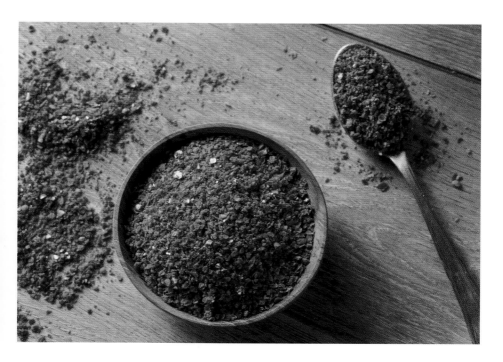

Las pastas amino

Llamamos «pastas amino» a diversos condimentos con un alto contenido en proteínas que siguen un proceso de autolisis y fermentación. Amino hace referencia a todos esos deliciosos aminoácidos que este tipo de conservas contienen en su interior. Y decimos que es una pasta porque, en realidad, es la palabra que mejor describe la textura de este producto.

Dos de estos fermentos tradicionales (para elaboraciones saladas) son bien conocidos, sobre todo el segundo: el gochujang coreano y el miso japonés. Ambos son de una gran importancia para las culturas de las que proceden y se han sistematizado, producido y consumido durante siglos. Gracias a su delicioso sabor, no dejan de ganar seguidores en todo el mundo. Y permiten que hagamos nuestras propias versiones.

Las pastas amino son como bombas de umami y pueden conseguir que todo sepa mejor si se añaden en su justa medida.

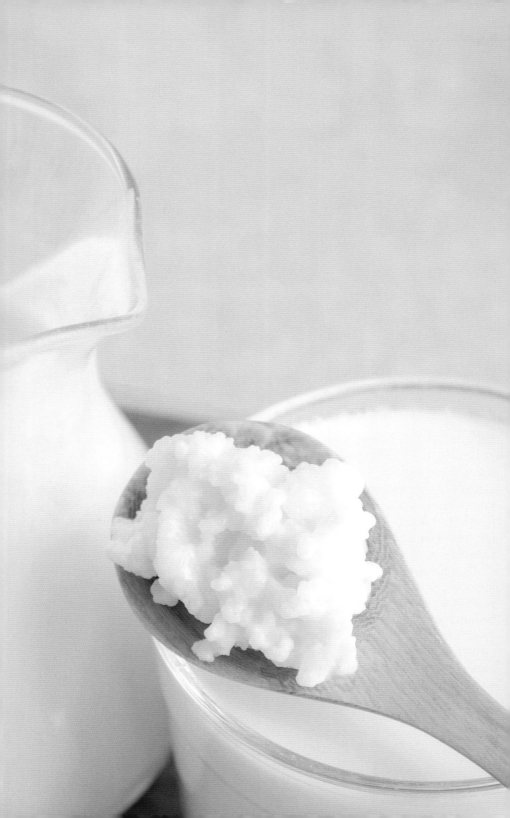

Kéfir, yogur... ¡y quesos sin lácteos!

Un alimento depurativo

El kéfir fue descubierto casualmente hace miles de años en las montañas del Cáucaso. Antiguamente no disponían de sistemas de refrigeración, por ello, para conservar el excedente de leche fresca, la dejaban cuajar en cántaros de madera con el fin de evitar que se desperdiciase. A los pocos días, se formaban en sus paredes unos gránulos de consistencia gelatinosa que tenían la propiedad de fermentar la leche dando origen a un derivado lácteo muy digestivo y con unos efectos probióticos parecidos a los del yogur.

En el siglo XIX el profesor Menkiv, científico alemán, introdujo el kéfir en Europa tras investigar sus beneficios en la longeva población. Fue así como se empezó a utilizar en balnearios y centros de terapias naturales.

Los nódulos de kéfir no se comercializan. Su difusión sigue un flujo de mano en mano, como regalo entre amigos y conocidos.

Qué es el kéfir

El kéfir es una estructura polisacárida donde conviven en simbiosis diversos microorganismos. Adopta la forma de una masa gelatinosa, irregular, de color blanco o amarillento, de consistencia elástica y aspecto similar a la coliflor. Su tamaño varía entre un diámetro de pocos milímetros a varios centímetros.

En los nódulos de kéfir se encuentran bacterias (principalmente el *Lactobacilus acidophilus*), hongos y levaduras como la *Saccharomyces kefir*, responsables de generar la doble fermentación ácidoláctica y alcohólica.

La lactosa se transforma en ácido láctico produciéndose anhídrido carbónico, responsable de la ligera efervescencia y alcohol en una proporción inferior al 1%. Los mismos nódulos del kéfir se pueden adaptar a diferentes medios: leche, agua o té con azúcar.

Cómo preparar el kéfir

Para preparar el kéfir de leche se necesitan los nódulos, la leche, un bote de vidrio de cierre hermético y un colador.

■ 1. Introducir una cucharada sopera (más o menos) de nódulos en un cuarto de litro de leche. Se aconseja dejar un espacio del recipiente sin llenar, ya que al fermentar se liberan gases, y se coloca en un lugar oscuro durante 24 horas.

LA LACTOFERMENTACIÓN, ¿SE PRODUCE CON LÁCTEOS?

No. La lactofermentación no significa que se utilicen lácteos, sino bacterias *Lactobacillus*, que convierten los azúcares en ácido láctico. Este ácido es además un buen conservante natural que inhibe el crecimiento de bacterias que sí son malas.

En el libro trabajamos con diferentes tipos de fermentos: levaduras, hongos y bacterias. Cada una de ellas causa un resultado diferente y tradicionalmente se usan con objetivos concretos. Por ejemplo las levaduras *Saccharomyces cerevisiae* (levadura de cerveza y de remolacha) usan para hacer panes mientras que los hongos *Rhizopus oligosporus* o *Rhizopus oryzae* se utilizan para hacer tempeh.

La forma más simple de conseguir fermentos es utilizando productos que ya los contienen (así hacemos un cultivo casero a partir de, por ejemplo, yogures vegetales, natto o chucrut) o comprándolos (por ejemplo la levadura de panadería se vende en cualquier supermercado, fresca o seca) o también con un probiótico como los que hay en las cápsulas de los suplementos dietéticos, pero entonces sale caro.

■ 2. Después se cuela y se vuelve a introducir el hongo en leche nueva. Una vez a la semana es conveniente lavar con agua los nódulos y el frasco.

• A medida que los nódulos vayan creciendo se incrementará la cantidad de leche.

• La proporción entre los nódulos y la leche dependerá de si se prefiere un kéfir más o menos espeso y ácido. A mayor cantidad de hongo, más concentrado será el producto.

• No debe utilizarse leche que esté a más de 35 °C, ya que las bacterias y levaduras pueden alterarse. La temperatura ambiental ideal para que el kéfir fermente es de 20 °C. Con el calor se acelera el proceso y con el frío se retarda. Los nódulos de kéfir pueden guardarse en la nevera, donde quedan latentes, lo cual es útil si nos ausentamos unos días.

• Para preparar el kéfir de agua se deben introducir los nódulos en agua y se añaden un par de cucharadas soperas de azúcar (mejor de caña integral), una ciruela o un higo seco y medio limón.

• Antes de tomarlo se retira la ciruela o el higo y se exprime un poco el limón, según el gusto de cada cual. Se tienen que respetar las mismas proporciones y tiempos que en el kéfir de leche.

LA RECETA

KÉFIR DE AGUA

INGREDIENTES:

- 2 cucharadas de gránulos de kefir de agua
- 1 litro de agua sin cloro y de buena calidad
- fruta deshidratada: pasas, ciruelas, higos secos…
- melaza de arroz u otro endulzante, como puede ser sirope de arce, sirope de agave, azúcar integral de caña… (esta es la comida de las bacterias, si la dejas el suficiente tiempo fermentando, el azúcar se eliminará de tu bebida casi completamente).
- 2 limones
- menta fresca

1. En tu bote de cristal de boca ancha, vas a introducir los nódulos de kéfir de agua, el agua (¡de calidad!), el endulzante y la fruta deshidratada.
2. Mézclalo bien, con ayuda de una cuchara de madera. Asegúrate que el azúcar o el endulzante que hayas utilizado queda completamente disuelto.
3. Coloca una gasa y una goma para cerrar el bote. Esta gasa, la coloca-

mos para que no entre porquería. Es muy importante que en el proceso de fermentación dejes salir el CO_2. Así te aseguras que las bacterias que están proliferando son las adecuadas.
4. Déjalo a temperatura ambiente durante 24-48 horas. El tiempo de fermentación depende de la temperatura, así que tienes que observar que se van produciendo burbujas. Esto nos indica que ya está fermentado.
5. Pruébalo para ver que el sabor es el que a ti más te gusta. Cuanto más tiempo lo dejes, más ácido quedará. Si paras la fermentación antes, quedará cierta cantidad de endulzante y su sabor será mas suave.
6. Una vez ya lo tienes, lo vas a colar a otro recipiente y vas a guardar una pequeña cantidad de kéfir fermentado junto con los nódulos. Ahora puedes volver a realizar el mismo proceso para así tener de nuevo esta bebida probiótica.

Notas del chef. Si lo elaboras con una segunda fermentación puedes darle sabores increíbles.

El kéfir de agua, además, lo podemos utilizar de activador en otras fermentaciones, como puede ser un queso vegano.

LA RECETA

KÉFIR DE AGUA CON MENTA, LIMÓN Y FRUTOS DEL BOSQUE

Con el kefir que hemos preparado y colado, puedes tomarlo o hacer una segunda fermentación y darle diferentes sabores. En esta receta lo vamos a preparar con menta fresca, limones y frutos del bosque.
7. Colocamos todos estos ingredientes en una botella que tenga un tapón estanco y añadimos el kefir de agua que tenemos fermentado y colado. Cerramos la botella y lo dejamos 12 horas para que adquiera el sabor y siga fermentando ligeramente.
8. A lo largo de este proceso, al hacerlo con una botella cerrada herméticamente, vamos a conseguir una bebida con sabor y además con burbujas.

Ya la puedes tomar en el momento que más te apetezca.

LA RECETA

KÉFIR DE LECHE

Para 1 litro
Fermentación: de 2 a 4 días

INGREDIENTES:

• 1 litro de leche entera
(o de leche de coco)
• 2 cucharaditas de granos de kéfir de leche activos

1. Meter los granos y la leche en un tarro de conserva de 1,5 litros y cubrir con una muselina sujeta con una goma elástica.
2. Conservar en un lugar oscuro y cálido. Dejar fermentar de 24 a 48 horas.
3. Cuando espese y tenga un sabor ácido, estará listo. Separar los granos de kéfir y, con ayuda de una espátula de goma, pasar el kéfir de leche más espeso por un colador.
4. Para empezar otra fermentación, añadir los granos a leche nueva Conservar el kéfir de leche fermentado en una botella.

El resultado será una bebida refrescante, ligeramente efervescente, con un delicado toque ácido que está muy indicada en aquellas dietas que excluyen los lácteos.

El «kéfir de té» en realidad es una forma de nombrar al kombucha (ver pág. 87). Se puede elaborar de la misma manera que el kéfir de agua, sustituyendo el agua por té.

Beneficios del kéfir

El kéfir es un alimento muy depurativo, regenera la flora intestinal y regula el estreñimiento y la diarrea. Su consumo habitual ayuda a optimizar el aprovechamiento de los nutrientes. Está especialmente indicado en personas mayores, o con reducida capacidad digestiva, si hay dificultades de absorción nutricional, en convalecencias y en la alimentación de los niños (a partir de un año.)

El kéfir estimula el sistema inmunitario, resulta especialmente efectivo como coadyuvante en el tratamiento de enfermedades respiratorias y tiene una elevada actividad antibacteriana y antifúngica.

YOGUR

Tanto si se elabora con leche animal o vegetal, ¿quién no conoce el yogur, el alimento fermentado por excelencia? El yogur mejora la digestibilidad de la leche debido a la acción de las celebérrimas bacterias *Streptococcus termophillus* y *Lactobacillus bulgaricus*, esencialmente. Durante siglos ha sido recomendado como el elixir de la larga vida, en razón a la longevidad que se ha observado en la zona del Cáucaso, de donde es originario.

El lactobacilo desdobla los carbohidratos produciendo entre otros productos ácido láctico, disminuyendo la sobrecarga enzimática que supondría para nuestro cuerpo tener que desdoblar la leche.

El yogur mejora la digestibilidad porque ayuda a regenerar la flora láctica del organismo. Y por otra parte ayuda también a reducir bacterias perniciosas.

Con cereales. Los lactobacilos, asimismo, mejoran enormemente la digestibilidad de los cereales. El famoso desayuno suizo, el muesli, es un alimento excelente también con yogur, puesto que mejora la digestibilidad de los cereales.

Elaboración casera. Si podemos controlar la calidad y origen de los ingredientes, como la leche vegetal o animal, es mucho más recomendable elaborar los yogures en casa, con una yogurtera —las hay a precios realmente módicos—, o simplemente con agua caliente. Los yogures industriales suelen estar hechos con leche poco aconsejable, colorantes y azúcar, mucho azúcar. El mejor yogur de frutas se puede hacer mezclando yogur natural casero con almíbar o mermelada muy fina de la fruta deseada.

Para hacer yogur en casa. La preparación casera tiene la ventaja de que se ahorra en envases y se gana en calidad. Y sólo hace falta un termómetro de cocina y un termo.

■ 1. El primer paso consiste en calentar un litro de leche de vaca, de cabra o soja (¡de la ganadería o agricultura ecológicas!) hasta los 45 °C.

■ 2. Luego se añaden dos cucharadas de yogur ecológico y se vierte en el termo de acero inoxidable, donde debe permanecer durante siete horas. Ya está.

La textura será más bien líquida, pero es auténtico yogur. Se puede repartir en vasos de cristal, que guardaremos en la nevera. Para las siguientes ocasiones, se puede tomar un par de cucharadas de este yogur casero para iniciar la fermentación.

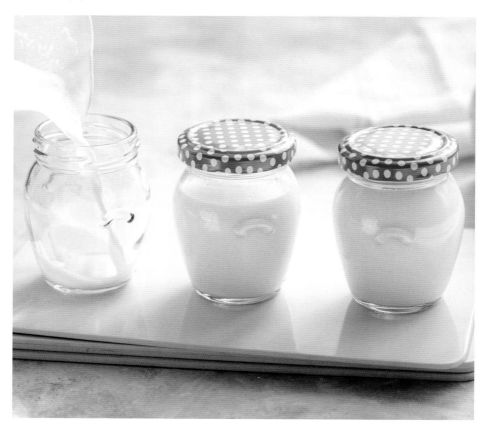

QUESOS SIN LECHE

Para prepararlos, ante todo necesitarás un cultivo. Proponemos elegir algún probiótico, con bacterias beneficiosas para el organismo que ayudan a convertir el ingrediente base en queso, y además contribuyen a darle sabor.

Ahora bien, los probióticos en polvo tienden a ser bastante caros y además su potencia varía según las marcas. Por eso no los utilizaremos en estas recetas, aunque si quieres puedes experimentar con ellos.

Las recetas de quesos que siguen las hemos elaborado con un cultivo de rejuvelac o de yogur (puede ser lácteo o no).

Rejuvelac

El rejuvelac (ver pág. 80) es una bebida fermentada elaborada a base de cereales integrales; contiene una gran variedad de bacterias beneficiosas para el organismo; entre ellas hay algunas que producen ácido láctico, que aporta el sabor acidulado.

Se puede preparar sin problemas en casa utilizando cereales integrales que son fáciles de conseguir: arroz, centeno, espelta o trigo integral. Aunque puedas comprar rejuvelac en alguna tienda de dietética, lo mejor es prepararlo tú mismo: será un buen primer paso para obtener los quesos veganos.

La receta para preparar tu propio rejuvelac es muy simple, pero requiere varios días. Recordad que en todo caso es un fermento muy efectivo.

El yogur sin productos lácteos, que también se utiliza como cultivo para muchos de estos quesos, se puede conseguir fácilmente en los comercios, y también puedes utilizarlo para preparar tu propio yogur.

Los ingredientes

Los ingredientes base de los quesos abarcan desde los frutos secos hasta la leche o el yogur de soja. En la elaboración de muchos de estos quesos se utilizan métodos desarrollados por personas que llevan una dieta crudívora e incluyen puré de anacardos o de otros frutos secos como cultivo; podéis añadirle vuestro toque personal. Algunas veces obtendréis un producto que no es crudo.

Se pueden preparar quesos muy sabrosos con frutos secos, pero no se funden porque la base es una sustancia sólida que no llega a ablandarse. Si la intención es hacer quesos que puedan derretirse emplearemos como base un yogur no lácteo, añadiendo aceite.

Quesos duros. La forma tradicional de elaborar quesos duros es prensarlos para separar la mayor cantidad posible de suero del requesón. Lo que queda al final del prensado es principalmente grasa y proteína solidificada. Algunas recetas de quesos a base de frutos secos requieren utilizar ese proceso y colocar un peso sobre ellos (puede ser un ladrillo, o cualquier otro objeto pesado), pero no es fácil obtener así buenos resultados con ese método. Para obtener quesos duros, o un poco más firmes, hay que contar con una prensa para quesos, y también necesitarás mucho más tiempo y paciencia.

Espesantes naturales: agar-agar, carragenina...
No obstante, dado que muchos de los quesos que veremos no requieren separar el requesón de los ingredientes líquidos análogos al suero, hay un método más sencillo para elaborar quesos semifirmes: añadir agentes espesantes naturales como el **agar-agar**, la **carragenina**, la **harina de tapioca** o la **goma xantana** (los encontraréis en tiendas de alimentación o de dietética).

La carragenina confiere mejor textura que el agar-agar, pero este último se puede utilizar prácticamente en todas las recetas, excepto en los quesos para fundir o gratinar. (Atención: al sustituir el polvo de agar-agar por polvo de carragenina, se ha de emplear el doble de cantidad).

Añadir agentes espesantes tiene sus inconvenientes. Si se usa demasiada cantidad, la textura del queso se volverá un tanto gelatinosa. Por eso los quesos vegetales salen en general un poco más blandos que los de origen animal.

Vivimos una revolución en el mundo de los quesos vegetales y ya hay más variedades que las obtenidas con leche: parmesanos, brie, gruyères...

Utensilios
Se necesita una **batidora de vaso**, preferiblemente un modelo de alta potencia. Una batidora normal también puede servir, pero entonces conviene dejar en remojo los frutos secos que vas a utilizar para elaborar el queso durante la máxima cantidad de tiempo indicada en la receta. Los procesadores no suelen triturar tan bien los frutos secos como las batidoras, aunque esto también depende de la marca y del modelo.

También necesitarás **moldes** para dar forma a los quesos y una **rejilla de metal**, como las que se usan para enfriar tartas y pasteles, para colocar los que deben secarse al aire. Otro utensilio útil es la tela para quesos (también llamada estopilla).

Para dar forma a los quesos
Conviene que el molde sea un recipiente de vidrio (o de metal no reactivo). No es necesario comprar ningún molde especial, porque seguramente podrás utilizar alguno de los que ya tienes en la cocina.

Por ejemplo, **moldes pequeños** de los de hacer pan, ramequines (un ramequín es un recipiente pequeño de bordes altos y rectos, usado para hornear), boles, moldes para tartas o cualquier otro recipiente para guardar alimentos.

Y también **muselina** o tela de gasa, un **colador**, **papel encerado** (papel de horno), **cucharas de madera**, **batidores manuales**, una **sartén** de tamaño mediano y otra honda (según el queso que quieras hacer), un **tamiz** y una **batidora eléctrica de brazo**.

La sal. Importante: Hay que utilizar sal no yodada para elaborar el queso, y también para revestir la parte exterior de las variedades que deben secarse al aire. La sal yodada puede destruir o retrasar los cultivos de ácido láctico, lo que contribuiría a que se genere moho y a que el queso se estropee.

Los nuevos quesos

Son recetas que puedes guardar en el frigorífico —algunos incluso mejorarán con el paso del tiempo—. Al principio el proceso puede resultar un poco desalentador, pero enseguida le cogerás el truco, porque elaborarlos no es difícil. Si están bien elaborados, pronto tu estómago y tu organismo notarán las ventajas de estos nuevos quesos no lácteos. Aquí tienes estas recetas básicas.

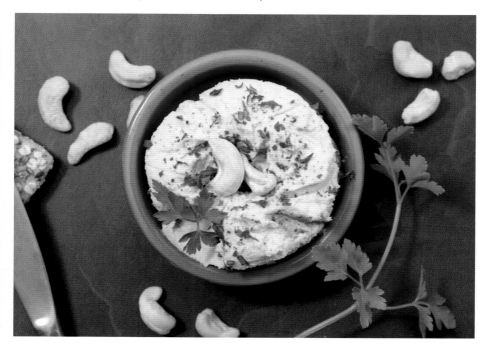

LAS RECETAS

REJUVELAC

Para unas 5 tazas de rejuvelac

INGREDIENTES:

• 1 taza de cereales integrales
(como por ejemplo arroz, kamut, mijo, avena, quinoa, centeno, trigo o una combinación de algunos de ellos)
• 6 tazas de agua filtrada

El rejuvelac es una bebida fermentada llena de probióticos y ácido láctico muy fácil de preparar. Junto con el yogur, es el fermento principal para las recetas de quesos no lácteos que presentamos en este libro.

Cualquiera de sus variedades se conservará perfectamente en el refrigerador durante 2 o 3 semanas, por lo que vale la pena tenerlo siempre a mano para empezar con buen pie la elaboración de quesos.

Transcurrirán entre 4 y 7 días hasta que el cultivo del rejuvelac esté listo, dependiendo de la temperatura que haya en el interior de tu casa.

Elaboración. Remojar los cereales para germinarlos
1. Pon los cereales en un frasco de vidrio de 1 litro y añade el agua suficiente para cubrirlos. Coloca una do-ble capa de tela para queso sobre la boca del recipiente y asegúrala con una banda elástica. Deja los cereales en remojo entre 8 y 12 horas.
2. Retira el agua y añade la cantidad justa de agua para humedecer los granos, evitando que queden sumergidos.
3. Coloca el bote en un lugar cálido alejado de la luz solar directa entre 1 y 3 días.
4. Aclara los granos una o dos veces diarias, escurre bien el agua y añade una cantidad suficiente de agua fresca para humedecer los granos.

Sigue con este proceso hasta que veas que empiezan a germinar, es decir, cuando veas que comienzan a brotar unos pequeños tallos verdes.

Preparar el cultivo para el rejuvelac
5. Divide los cereales germinados de forma equitativa entre dos recipientes de vidrio de 1 litro.
6. Vierte tres tazas de agua filtrada en cada recipiente. Cubre cada uno con una tela para quesos y asegúralas con bandas elásticas.
7. Coloca los brotes en un lugar cálido que no esté expuesto a la luz solar directa entre 1 y 3 días. El agua se volverá de color blanco, lechosa, y el líquido tendrá un ligero sabor agrio, parecido al del zumo de limón.

Filtra el líquido y viértelo en recipientes de vidrio limpios. Descarta los brotes.

Conservación. El rejuvelac se conserva en el refrigerador alrededor de 4 semanas.

Nota del chef. Asegúrate de no utilizar cereales previamente germinados. La quinoa es ideal para esta receta, porque es uno de los cereales que más rápido germinan (a veces en menos de un día, depende de la temperatura ambiente) y también uno de los más fáciles de usar.

QUESO BÁSICO DE ANACARDOS

Para unos 450 g
105 calorías por 30 g

INGREDIENTES:
- 2 tazas de anacardos crudos remojados en agua de 3 a 8 horas y escurridos
- una pizca de sal
- ¼ ó ½ taza de rejuvelac casero

Elaboración.
Procesar los ingredientes
1. Echa los anacardos y la sal en una batidora. Pon la batidora en marcha y vierte la cantidad suficiente de rejuvelac para triturar los anacardos. Cuanto más tiempo hayan estado en remojo, menos líquido se necesita.

Una batidora potente puede batirlos con una cantidad menor de líquido añadido.
2. Bate hasta que la textura sea suave y cremosa, deteniendo la batidora de tanto en tanto para remover lo que haya en el fondo, de manera que la mezcla no se apelmace entre las cuchillas.

Fermentar el queso
3. Pasa la mezcla a un recipiente de vidrio limpio, cúbrela y déjala reposar a temperatura ambiente entre 8 y 16 horas, dependiendo de lo intenso que desees que sea el sabor del queso y también de la temperatura ambiente (la fermentación se produce más rápidamente cuando la temperatura es cálida). El queso se pondrá más espeso a medida que fermente.

Darle forma al queso
Si tu idea es utilizar el queso como base para otra receta, sólo tienes que taparlo y guardarlo en el refrigerador durante dos semanas como máximo.

También puedes colocarlo en un molde de metal no reactivo o de vidrio. Alisa la superficie superior. Cubre el queso y déjalo enfriar durante al menos 6 horas, hasta que su textura sea firme.

Conservación / almacenamiento
Envuelto en film transparente y guardado en una bolsa con cierre de cre-

mallera en el refrigerador, el queso de anacardos básico se conservará durante alrededor de dos semanas. Puedes almacenarlo durante más tiempo, pero seguirá madurando y su sabor será cada vez más ácido e intenso, de modo que lo mejor es que lo pruebes de vez en cuando. Una vez que haya alcanzado el sabor deseado, se puede guardar en el congelador hasta 4 meses.

Notas del chef. Esta receta es deliciosa por méritos propios, pero sirve también como base para muchas otras recetas de quesos.

Hay recetas que utilizan el queso de anacardos básico como ingrediente base. Son recetas que requieren que el queso tenga diversos grados de acidez. Léelas detenidamente y con antelación para saber cuánto tiempo debes dejarlo fermentar para que alcance la acidez adecuada.

Según el resultado que busques, y de lo suave o intenso que quieras el queso, puedes alargar o acortar el tiempo del cultivo. El cultivo seguirá progresando en el refrigerador y el queso irá adquiriendo paulatinamente un sabor más ácido y más intenso.

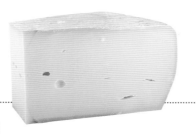

QUESO GRUYÈRE BLANDO

Para unos 450 g
142 calorías por cada 30 g

INGREDIENTES:
• 3 tazas de anacardos remojados en agua entre 3 y 8 horas y bien escurridos
• ½ taza de rejuvelac
(preferiblemente casero, pág. 80)
• ¼ de taza de aceite de coco refinado, calentado o derretido
• 2 cucharadas de copos de levadura nutricional
• 1 o 2 cucharadas de miso
(mugi miso o aka miso)
• 1 cucharadita de sal
• 12 cucharaditas de goma xantana

Procesar los ingredientes
1. Coloca los anacardos en una batidora junto con el rejuvelac, el aceite de coco, la levadura nutricional, 1 cucharada de miso, la sal y la goma xantana.
2. Bate hasta que la mezcla tenga una textura suave y cremosa, deteniendo ocasionalmente la batidora para remover el fondo del vaso de manera que los ingredientes no se apelmacen entre las cuchillas. Prueba y añade más miso si lo deseas.

Fermentar el queso
3. Pasa la mezcla a un bol u recipiente de vidrio, cúbrela y déjala reposar a

temperatura ambiente de 12 a 24 horas, dependiendo de lo intenso que desees que sea el sabor y también de la temperatura ambiente (la fermentación se produce más fácilmente cuando la temperatura es cálida).

El queso se oscurecerá ligeramente, adquirirá una consistencia espesa pero fácil de untar y desarrollará un sabor intenso que no será excesivamente ácido. Cúbrelo y guárdalo en el refrigerador; seguirá espesándose a medida que se enfríe.

Conservación: guardado en un recipiente con tapa, el gruyere blando puede conservarse hasta 2 meses en el refrigerador o 4 meses en el congelador.

Notas del chef. Es ideal para una fondue o para preparar una salsa para pasta. También es un excelente sabor combinado con peras y con pan de masa madre. Si utilizas gruyère blando para preparar por ejemplo una fondue de queso o unos fetuccini Alfredo, no es necesario fermentarlo. Una vez que termine el primer paso, estará listo para usar.

Variante. Gruyère duro

1. Para preparar un queso más firme que puedas cortar en lonchas, debes fermentarlo primero entre 24 y 48 horas para que desarrolle la acidez y el sabor deseados.

2. Coloca el queso en una cacerola de tamaño medio. Añade 1 cucharada de carragenina en polvo o 2 cucharadas de polvo de agar, removiendo los ingredientes con una cuchara de madera.

3. Cocina a fuego medio, prácticamente sin dejar de remover, hasta que la mezcla tenga una apariencia pastosa y brillante y comience a separarse de las paredes de la cacerola (unos 4 o 5 minutos).

4. Pon la mezcla en un molde de metal no reactivo o de vidrio y alisa la superficie. Déjala enfriar completamente a temperatura ambiente. Cubre el queso y guárdalo en el frigorífico durante 6 horas como mínimo, hasta que esté firme.

REQUESÓN DE TOFU

Para unos 450 g (2 y ½ tazas de tofu de firmeza media)

Es fácil de preparar. Se hace de forma casi instantánea

Ingredientes:

- ¼ de taza colmada de yogur natural no lácteo sin endulzar (mejor casero)
- 1 cucharada de copos de levadura nutricional
- 1 cucharadita de zumo de limón recién exprimido
- ½ cucharadita de sal

1. Coloca todos los ingredientes en un bol de tamaño mediano y aplástalos con un tenedor hasta que la mezcla esté bien amalgamada y el tofu quede deshecho en trozos pequeños.

La textura debe ser similar a la del requesón elaborado con productos lácteos.

Conservación: guardado en un recipiente con tapa en el refrigerador, el requesón de tofu se conservará en perfectas condiciones durante 2 días.

Notas del chef. La receta es para preparar un requesón normal y básico, pero puedes mejorarlo añadiendo ajo, hierbas aromáticas y aceite de oliva virgen extra.

REQUESÓN DE ALMENDRAS

Para unas 4 tazas
218 calorías por ½ taza:

INGREDIENTES:

• 2 tazas de almendras sin piel (con piel, ver nota) remojadas en agua entre 8 y 12 horas y escurridas

• taza de agua

• sal

1. Coloca las almendras, el agua y una pizca de sal en una batidora. Bate los ingredientes hasta obtener una mezcla ligera, esponjosa y un poco cremosa, aunque no demasiado suave.

Recuerda detener la batidora de vez en cuando para remover la mezcla que queda en el fondo del vaso y asegurarte de que la mezcla no se apelmaza entre las cuchillas. Prueba y añade más sal, si así lo deseas.

Conservación: guardado en un recipiente con tapa en el refrigerador, el requesón de almendras se conservará perfectamente durante 1 semana.

Si se usan almendras crudas con piel. Después de remojarlas, la piel se desprende fácilmente. Sólo tienes que sujetar cada almendra entre el índice y el pulgar y retirar la piel ejerciendo presión con los

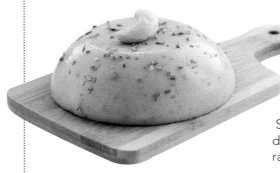

dedos. Si la piel no se separa con facilidad, puedes echar agua hirviendo sobre las almendras hasta cubrirlas, dejarlas en remojo durante 1 o 2 minutos y luego escurrir y dejar enfriar.

Notas del chef. Este requesón cremoso se puede utilizar para preparar lasaña, raviolis y pasta rellena en general. Veréis como nadie podrá adivinar que está hecho de almendras. Es sorprendentemente parecido al requesón que se prepara con productos lácteos y tiene una textura similar, esponjosa y ligeramente granulada. Es delicioso en todo tipo de platos salados y postres, y también sólo, untado en la tostada del desayuno con un poco de mermelada.

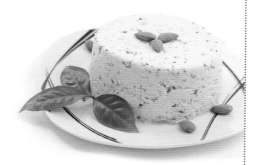

PARMESANO DE FRUTOS SECOS

Para 1 y ½ taza, más o menos
143 calorías por cada 2 cucharadas

INGREDIENTES:

• 1 taza de piñones, almendras o nueces (ver nota)

• 1 taza de copos de levadura nutricional

• ½ cucharadita de sal

1. Coloca todos los ingredientes en un procesador de alimentos y trituraa/mezcla hasta que estén perfectamente combinados y la textura sea granulosa.

Conservación: envuelto en un recipiente con tapa en el refrigerador, el parmesano de frutos secos se conservará hasta 6 u 8 semanas.

Notas del chef. Los diferentes frutos secos darán como resultado distintos sabores. Uno de los favoritos es el parmesano de piñones, pero el de almendras o nueces también está delicioso.

Si utilizas nueces, ten cuidado de no procesar demasiado los ingredientes porque de lo contrario obtendrás mantequilla de frutos secos.

Apenas se necesita un minuto para preparar este sustituto del parmesano, y el resultado es un magnífico queso vegetal que se conservará semanas en el refrigerador. Es excelente para espolvorearlo sobre las ensaladas, pasta y verduras guisadas.

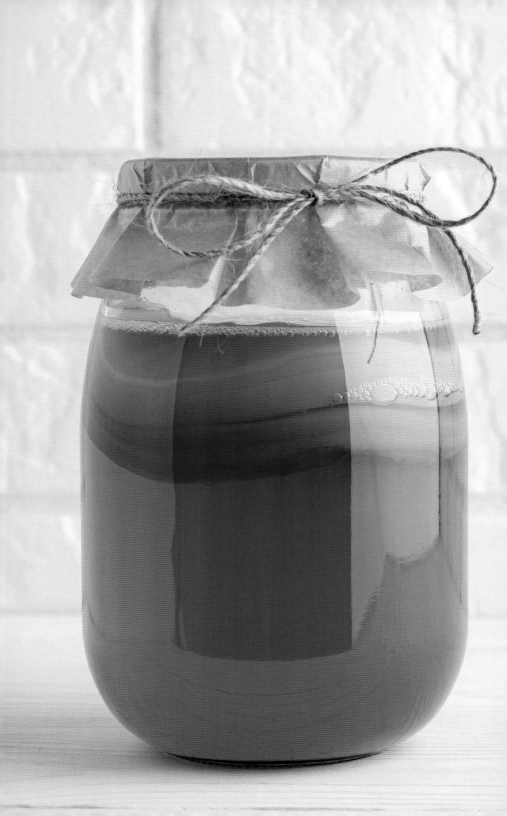

Las maravillosas bebidas probióticas

Kombucha... ¡y otras muchas bebidas fermentadas!

Como hemos dicho, en este libro no incluimos alimentos fermentados como el pan, el vino o la cerveza tradicionales que son bien conocidos porque forman parte de nuestra cultura. Sí hemos incluido, de todas formas, alguna receta de bebidas con fermentación alcohólica, que en algunos países tienen un uso medicinal —o incluso recreativo, pero con efectos moderados—. De los vinos de flores al aguamiel, pasando por el tepache, el pozol mexicano o el vinagre de manzana (de sidra). Y, naturalmente, la popularísima kombucha. Encontraréis además muchas más recetas de bebidas fermentadas probióticas en el libro *Bebidas probióticas*, publicado por esta misma editorial. Todas ellas son una excelente alternativa a las bebidas industriales. ¡Salud! ¡Que las disfrutéis!

VINOS DE FRUTAS

A la hora de decidir los ingredientes que utilizarás para elaborar estas bebidas, el único límite es tu imaginación: de arándanos, mora, cereza, fresa, manzana, ciruela, caqui, saúco, zumaque, hibisco y fresa, melocotón, uva silvestre, higo chumbo y plátano. También vinos de plantas —medicinales, a menudo— y flores: lirio de día, diente de león, phacelia, trillium, aguamiel de pétalos de campanilla, aguamiel de pétalos de lila, de equinácea, ortiga, artemisa, uno con manzanilla, valeriana, hierba gatera y sorgo, y otro de ajo, anís y jengibre. Hay también vinos de flores, de verduras (como el de cebolla dulce, que es excepcional para cocinar), de «Amor americano» (*Cercis canadensis*) con naranja y ciruela, o de manzanilla y sandía.

O los sorprendentes vinos de zanahoria, de almendra, de saúco, de nectarina, de melón, el aguamiel de menta, el champán de pera (con o sin manzana) el champán de jengibre…

El proceso básico para elaborar vino de frutas consiste en fermentar una infusión dulce de fruta, flores o verduras. Los métodos varían: algunas personas cuecen en agua las frutas (o lo que hayan elegido para dar sabor); otras prefieren dejarlas en remojo en agua hervida, como si se tratara de té, preservando los aceites aromáticos volátiles que se evaporarían si fuesen sometidos a ebullición.

LA RECETA

AGUAMIEL AL ESTILO ETÍOPE: EL T'EJ

El T'ej es un tipo de hidromiel (o vino de miel) popular de Etiopía. Se condimenta con hojas molidas de gesho, un arbusto africano, pero todo el mundo hace allí, en casa, su propia versión. Es una bebida dulce y agradable.

Para 4 litros
Tiempo de elaboración: 2 a 4 semanas

MATERIAL:

• 1 vasija de cerámica, un bote de boca ancha o un cubo de plástico de 4 litros (o mayor)
• 1 jarra de vidrio de 4 litros
• 1 airlock (se compra en tiendas de productos relacionados con la elaboración de vino y cerveza, a un precio inferior a 1 euro; es un elemento muy útil, pero no imprescindible).

INGREDIENTES:

• 750 ml (3 tazas) de miel (cruda, en lo posible)
• 3 litros de agua

1. Primero mezcla el agua y la miel en la vasija o el recipiente elegido. Remueve bien hasta que la miel esté completamente disuelta. Cubre con una toalla o un paño y conserva la mezcla en una habitación cálida durante unos días, mezclándola con la frecuencia que consideres oportuna, aunque nunca menos de dos veces al día. La levadura presente en el aire se sentirá atraída por la dulzura del aguamiel.
2. Después de tres o cuatro días (más si hace frío, menos si hace calor), la mixtura debería burbujear y desprender un agradable aroma. Una vez que aparezcan las burbujas, transfiere la bebida a una jarra de vidrio limpia.

Si esa cantidad de líquido no basta para llenar el recipiente, puedes añadir agua y miel en una proporción de 4 a 1 hasta alcanzar la cantidad máxima.

Tapa con un airlock que permita la salida de aire, pero no su entrada. Si no lo tienes, cubre la botella con un globo, o con cualquier tapa que se apoye ligeramente y deje salir el aire sin acumular presión en el interior del envase.
3. Deja reposar la mezcla entre dos y cuatro semanas, hasta que el burbujeo se ralentice. Obtendrás un vino de satisfacción «inmediata». Es una bebida alcohólica que puedes beber inmediatamente, o bien añejarla.

Se puede elaborar, por ejemplo, t'ej de limón, de ciruelas o bayas, o de café y plátano.

Endulzar o no endulzar. Una importante variable en la elaboración del vino es la cantidad de edulcorante que se añade a la mezcla no fermentada (el «mosto»). Mejor si se añade el menor endulzante posible. Hasta cierto punto, más cantidad de azúcar puede producir más contenido en alcohol. Pero a partir de ahí, añadir más azúcar sólo hará un vino más dulce. Ahora bien, cada vez se conocen mejor los efectos negativos del azúcar (blanco, industrial) sobre la salud, por lo que haremos bien en evitarlo todo lo posible.

Miel de caña y miel de abeja. Otra variable a considerar es el tipo de sustancia que se utiliza para endulzar. Puedes fermentar, por ejemplo, con la miel de caña de azúcar, que es relativamente fácil de encontrar, o con la que quieras. Hoy sabemos que los antiguos fermentos de miel incluían no solo miel, sino otras sustancias y seres vivos propios de la colmena (como el polen de abeja, el propóleo o la jalea real), con los consiguientes beneficios para la salud.

¿Azúcar o miel? En la elaboración del vino, la única gran ventaja que ofrece el azúcar (además de su precio) es que su sabor y su color son neutrales, lo que permite que los sabores y colores de las flores y las bayas brillen sin rival. Por el contrario, tanto el gusto como la tonalidad de la miel influyen mucho sobre el vino.

Sirope. Otra posibilidad es que trabajes con melazas o siropes de arce, de ágave, de sorgo y de arroz; cada una le impartirá su sabor único y sus cualidades a los fermentos.

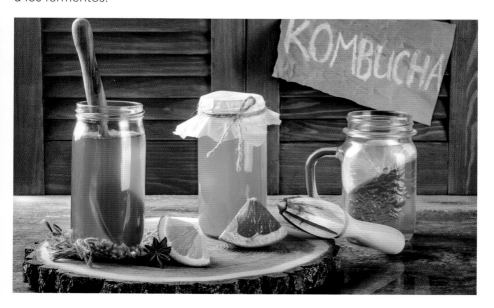

LA RECETA

VINO DE BAYAS DE SAÚCO

Esta receta a modo de ejemplo que ponemos es adaptable a cualquier fruta de la que tengas la suerte de disponer en gran abundancia. Y si puedes conseguir bayas del saúco con facilidad, adelante.

Tiempo total de elaboración:
1 año o más
Para 20 litros

INGREDIENTES:

• unos 12 kg o más de bayas de saúco (después de desprenderlas de los tallos)
• agua
• 1 paquete de levadura comercial para vino o champán
• 5 a 6 kg de azúcar (o azúcar integral, o panela)

1. Arranca las bayas de los tallos y límpialas, y si puedes compartir esta tarea con algunos ayudantes, mucho mejor.
2. Llena varios cuencos de bayas, cúbrelas de agua y remueve: verás que las bayas maduras se hunden, en tanto que las hojas, los insectos y los frutos excesivamente maduros flotan hacia la superficie. Retira todo lo que flota con un colador, desecha el agua y coloca las bayas limpias en un cubo o una vasija de 20 litros de capacidad. Repite hasta limpiar todas las bayas. Deberías acabar con al menos 12 kg de bayas. «Cuantas más bayas se utilicen, mayor será la intensidad del sabor», asegura Sylvan.
3. Hierve 12 litros de agua y vuelca alrededor de 8 litros sobre las bayas para mantenerlas sumergidas. Tapa el cubo con una toalla y deja macerar y enfriar toda la noche.
4. Por la mañana, retira una taza del líquido, disuelve en él un paquete de levadura, y deja actuar durante unos minutos hasta que la notes burbujeante y activa. Luego viértela sobre las bayas y el resto del agua, mezcla con una cuchara de madera y tapa.
5. Deja fermentar de 2 a 3 días, removiendo con frecuencia (al menos tres a cinco veces al día). Todavía no tienes que agregar nada de azúcar. «La levadura debería alimentarse del azúcar de la fruta antes de necesitar que le ofrezcas más alimento», explica Sylvan. Durante este período el vino queda algo espumoso, pero no tan activo como si le añadieses azúcar.
6. Después de 2 o 3 días, añade el azúcar. Vierte los 5 kg en una olla con suficiente agua como para que se licue y calienta lentamente, removiendo sin cesar, hasta que una vez disuelta forme un sirope claro. Tapa el sirope y déjalo enfriar, y luego añádelo al puré de bayas de saúco.

7. Procede con la fermentación entre 3 y 5 días, tapa y remueve con frecuencia.

8. Una vez que el burbujeo intenso comience a remitir, cuela el vino y viértelo en una garrafa de 20 litros. El líquido solo la llenará en parte. Pasa los residuos sólidos de las bayas a un segundo recipiente, y cubre con agua. Pisa las bayas en el agua, luego cuela ese líquido y pásalo a la garrafa.

Tienes que llenarla, pero no excesivamente; recuerda dejar unos centímetros de espacio para la espuma. Inserta el airlock.

9. Conserva la garrafa a temperatura ambiente el primer mes. Al principio, apóyala sobre una bandeja o recipiente que pueda contener líquido en caso de que la espuma lo haga desbordar. Si te sucediera algo así, retira temporalmente el airlock y límpialo, al igual que la boca de la garrafa. La fermentación continuará de forma lenta.

10. Ahora has de probar si el contenido de azúcar es adecuado. Una vez que la fermentación se ha ralentizado, retira el airlock y vierte 2 cucharadas / 30 ml de azúcar sobre la superficie del vino para detectar si, mientras los granos se hunden, la levadura reacciona con intensidad o no.

Si no observas dicha reacción, significa que el contenido de azúcar es correcto. Si por el contrario la leva-dura reacciona, añade una taza más de azúcar y deja fermentar durante unos días (o más), y repite la prueba. Cuando sigas estas instrucciones, recuerda añadir el azúcar de una taza cada vez, y no más de 4 en total.

11. Después de conservar el vino durante 2 meses en un lugar cálido, trasvásalo a una garrafa limpia, desechando el sedimento. Inserta un airlock y coloca el recipiente en un lugar oscuro y fresco, donde deberás dejarlo fermentar durante al menos 9 meses.

Comprueba periódicamente su estado para asegurarte de que el agua no se haya evaporado a través del airlock, y si es necesario, añade más y limpia el airlock.

Después de 9 meses (o más), ya puedes embotellar tu vino.

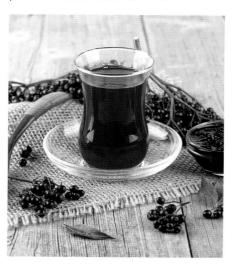

Vinos de flores. El vino de diente de león

El vino de diente de león es el clásico vino de flores que se elabora con los capullos amarillos brillantes de esta abundante hierba. Comienza por recoger las flores, que es quizá la parte más agradable del proceso de la elaboración.

No hagas caso de los que cuidan con esmero su jardín y arrancan el diente de león como si fuera una mala hierba: la planta no solo es bonita y tiene un sabor sumamente agradable, sino que además produce una importante acción depurativa a nivel hepático.

Por supuesto, existen muchas otras flores que pueden transferir sus delicados sabores y distintivas esencias a los vinos, por ejemplo los pétalos de rosa, las flores de saúco, las violetas, los capullos de trébol rojo y los lirios de día.

Como pauta general, recoge 4 kg de flores por cada 4 litros de vino que quieras producir. Si no consigues tantas en una sola salida, congela las que encuentres hasta que acumules una cantidad suficiente. Asegúrate de coger flores de sitios que no estén expuestos a ningún tipo de pulverización con pesticidas o similares, y aléjate de las carreteras.

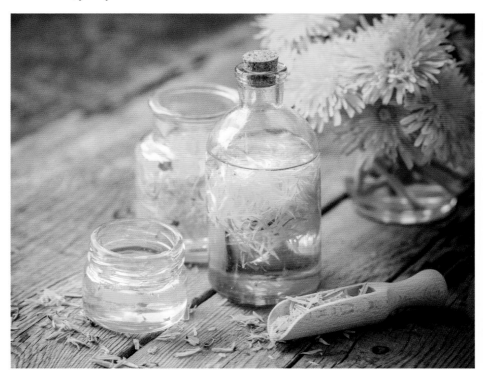

LA RECETA

VINO DE DIENTE DE LEÓN

Para 4 litros

Tiempo total de elaboración:
1 año o más

INGREDIENTES:

• 4 litros de flores frescas
• 1 kg (4 tazas) de azúcar
(o azúcar integral o panela)
• 2 limones bio (ecológicos),
porque usarás la cáscara
• 2 naranjas bio (ecológicos),
porque usarás la cáscara
• 500 g de uvas pasas (las doradas
mantendrán mejor el tono claro del
diente de león que las oscuras)
• agua
• ½ taza (125 ml) de bayas
(para atraer la levadura silvestre) o 1
paquete de levadura para vino

1. En la medida de lo posible, separa los pétalos de las flores de la base de los capullos, ya que estos pueden transmitir un sabor amargo. Con el diente de león este proceso suele resultar bastante tedioso.
2. Reserva alrededor de ½ taza (125 ml) para añadir más adelante, y coloca los pétalos de flores en una vasija con el azúcar, el zumo y las cáscaras de los limones y las naranjas corta-

das muy finas (para aportar acidez), además de las uvas pasas (para introducir taninos astringentes).
3. A continuación vierte 4 litros de agua hirviendo sobre estos ingredientes, y mezcla hasta que el azúcar se disuelva. Cubre la vasija para que no se le acerquen las moscas, y deja enfriar hasta que el líquido alcance la temperatura corporal.
4. Una vez que la mezcla se enfríe, añade los pétalos de flores y las bayas, para atraer así la levadura.
   O bien, si usas levadura comercial, retira 1 taza de la mezcla ya fría, disuelve un paquete de levadura en el líquido y una vez que comience a burbujear intensamente viértelo en la vasija.
5. Cubre el recipiente y remueve con la mayor frecuencia posible durante 3 o 4 días.
6. Cuela los residuos sólidos con una gasa limpia para quesería y procura eliminar toda la humedad de las flores presionándolas con fuerza. A continuación transfiere el líquido a una garrafa o un recipiente con un airlock, y deja fermentar durante alrededor de 3 meses, hasta que la fermentación se ralentice.
7. Trasvasa a un recipiente limpio y fermenta durante al menos 6 meses más antes de embotellar.
8. Deja envejecer durante al menos 3 meses para añejar el vino; cuanto más tiempo transcurra, mejor.

LAS RECETAS

JENGIBRE PROBIÓTICO (PARA REFRESCOS)

Para preparar ½ litro

Tiempo de fermentación: 5 días

Fermentación láctica a temperatura ambiente

DÍA 1. INGREDIENTES:

- 3 cucharadas de jengibre fresco picado
- 3 cucharadas de azúcar
- 3 cucharadas de agua

1. Mezclar el jengibre, el azúcar y el agua en un frasco de vidrio de ½ litro de capacidad con cierre hermético, tapar y dejar que fermente a temperatura ambiente durante 24 horas.

DÍAS 2 A 5

2. Durante los días 2, 3, 4 y 5 el probiótico debe nutrirse añadiendo 3 cucharadas adicionales de jengibre pelado y picado, 3 cucharadas de azúcar y otras 3 de agua.

3. Al final del día 5 se debería disponer de aproximadamente ½ litro de probiótico de jengibre.

4. El probiótico de jengibre puede utilizarse inmediatamente o mantenerse

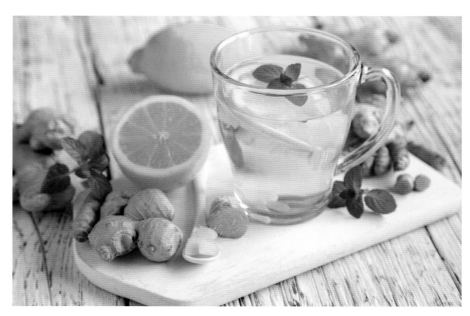

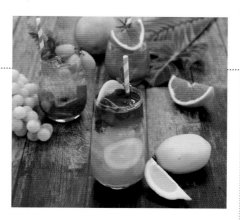

en el frigorífico. Si se conserva, debe alimentarse una vez a la semana. Puede utilizarse en lugar de cualquier otro fermento para preparar refrescos.

Notas del chef. Este probiótico es equiparable a una masa madre. Es necesario nutrirlo durante 5 días consecutivos, antes de que sea estable y esté listo para su uso. Después hay que nutrirlo con frecuencia semanal para mantenerlo vivo y reponerlo cuando se utilice en la preparación de refrescos caseros.

REFRESCO DE FRUTAS

Para preparar 2 litros
Tiempo de fermentación: 2 o 3 horas
Fermento probiótico de jengibre, a temperatura ambiente

INGREDIENTES:

• 50 ml de probiótico de jengibre (ver receta)

• 2 litros de zumo de frutas fresco o envasado (ver ejemplos)

1. Introducir 2 cucharadas de probiótico de jengibre en 2 frascos limpios de 1 litro. Verter el zumo de frutas sobre el probiótico.
2. Cubrir con un paño de queso y dejar fermentar a temperatura ambiente hasta que se produzcan espuma y efervescencia (2 o 3 días).
3. Colar el refresco en botellas de vidrio y cerrar con tapones de rosca o de estribo metálico.
4. El refresco puede consumirse de inmediato o conservarse en botellas de cierre hermético en el frigorífico hasta 2 semanas.

Consejo: Podemos utilizar cualquiera de estos zumos de frutas o verduras u hortalizas, recién hechos o de compra (incluso pasteurizados): • Zumo de remolacha • Zumo de naranja sanguina • Zumo de arándanos azules • Zumo de apio • Agua de coco • Zumo de arándanos rojos • Zumo de pepino • Zumo de uvas • Zumo de limón (diluido con agua y endulzado) • Zumo de mango • Zumo de naranja • Zumo de frambuesa • Zumo de tomate • Zumo de sandía.

Para obtener más sabores, se pueden añadir hierbas, como: • Albahaca • Cilantro • Menta • Perejil • Estragón • Tomillo.

KOMBUCHA

La kombucha no es en realidad un fermento de cereal, sin embargo, no encaja tampoco en ninguna de las restantes categorías. La kombucha es una bebida tónica agria, como el rejuvelac y el kvas. En otros lugares también se la ha llamado «kéfir de té», para emparentarla con el kéfir de leche o de agua.

La kombucha se prepara con té negro dulce, cultivado con una «madre» (el scoby) que es una colonia gelatinosa de bacterias y levaduras. La madre fermenta el té dulce y se reproduce, como los granos de kéfir.

Scoby es un acrónimo que significa «cultivo simbiótico de bacterias y levaduras» (del inglés *Symbiotic Culture Of Bacteria and Yeast*).

Se cree que la kombucha se originó en China, y desde entonces ha alcanzado gran popularidad en distintas épocas y en tierras muy diversas. Resulta muy beneficiosa para la salud, como cualquier otro alimento fermentado vivo, y periódicamente se pone bastante de moda, incluso como una especie de remedio natural. Hoy se prepara kombucha con limón y con todo tipo de sabores.

Antes del proceso de elaboración de la kombucha, lo más entretenido es encontrar una madre. Pregunta en las tiendas naturistas o dietéticas, o incluso a través de internet, en donde es relativamente fácil conseguirla. Tienes también esta receta.

LA RECETA

SCOBY Y TÉ INICIADOR PARA KOMBUCHA

En esta receta se preparan el scoby y té iniciador para la fermentación de 2 litros de kombucha, así como para crear un «scoby hotel», que mantiene el scoby vivo y activo para nuevas remesas.

Para preparar 1 scoby y 3 tazas de té

Tiempo de preparación:
de 2 a 4 semanas

INGREDIENTES:

- 250 ml de agua
- 1 bolsita de té negro
- 3 cucharadas de azúcar
- ½ litro de kombucha pura (puede ser comercial, con cultivos vivos)

1. Llevar el agua a ebullición y verter sobre una bolsa de té en una tetera.
2. Dejar en infusión durante 10 minutos (el té debe estar bastante fuerte). Sacar la bolsa de té. Añadir el azúcar y remover.
3. Pasar el té endulzado y la kombucha a un frasco de vidrio de conser-

vas de 2 litros. Cubrir con un paño de queso ajustado con una goma elástica o una cuerda.

4. Dejar que fermente a temperatura ambiente hasta que se forme una masa de aspecto gelatinoso en la parte superior, entre 2 y un máximo de 4 semanas.

5. Es posible que aparezcan burbujas y hebras pegadas a los lados y a la base del scoby. Son buenas.

6. Cuando el scoby tenga un grosor aproximado de 1 cm, puede emplearse para la kombucha inmediatamente o conservarse en un «scoby hotel» (en un tarro de vidrio, con un poco de té dulce).

KOMBUCHA CLÁSICA CASERA

Para preparar 2 litros
Fermentación a temperatura ambiente
Tiempo de fermentación:
de 12 a 20 días

INGREDIENTES:

• 2 litros de agua
• 4 bolsitas de té negro o 2 cucharadas de té suelto
• 100 g de azúcar
• ½ litro de té iniciador (a partir de scoby en crecimiento) o kombucha (fresca, no pasteurizada) adquirida en el comercio
• 1 scoby (casero o comprado)

1. Llevar el agua a ebullición en una cacerola de acero inoxidable. Añadir el té y apagar el fuego. Dejar en infusión hasta que el agua esté a temperatura ambiente. Retirar y desechar las bolsas de té. Añadir el azúcar y revolver.

2. Verter el té endulzado en un frasco de vidrio de 2 litros. Añadir con cuidado el té iniciador y el scoby. Cubrir el frasco con un paño de queso.

3. Dejar fermentar a temperatura ambiente hasta que se forme una masa de aspecto gelatinoso en la superficie del frasco, 2 a 3 semanas.

4. Probar la kombucha periódicamente durante el proceso de preparación. Estará lista cuando tenga el sabor deseado. Cuanto más corto sea el tiempo de fermentación, más dulce estará. Cuando más tiempo fermente, su sabor será más agrio.

5. Pasar el scoby a un «scoby hotel».

6. Trasladar la kombucha a tarros de vidrio con tapa de rosca o de estribo metálico.

7. La kombucha puede tomarse de inmediato o conservarse en el frigorífico en botellas de cierre hermético hasta 2 semanas.

Consejo. Si se desea añadir más efervescencia, se debe dejar fermentar a temperatura ambiente durante 1 o 2 días antes de introducirla en el frigorífico.

EL VINAGRE MÁS SALUDABLE

Cómo obtener vinagre de manzana en casa
El mejor vinagre para la salud es sin duda el de sidra de manzana, gracias a sus efectos beneficiosos sobre el sistema digestivo. Vamos a ver ante todo cómo hacerlo en casa.

Primero hay que elaborar nuestra propia sidra, lo cual es bastante sencillo:

Elaboración de la sidra de manzana
■ Se hierve un tarro de cristal vacío para asegurar que no interfiere ninguna bacteria que pudiera estar presente.
■ Lavar bien las manzanas, dejando la piel y cortarlas a trozos.
■ Después se dejan macerar varios días, para poner en marcha su fermentación natural. Esto significa que las bacterias vendrán a nutrirse del azúcar de las manzanas y soltarán un poco de ácido, de alcohol y de gas carbónico (lo que hace a la sidra chispeante).
■ Una vez terminada esa fase, las manzanas se aplastan para extraer su zumo (que a partir de entonces ya es considerado sidra).

El líquido resultante se guarda en una botella y se cierra herméticamente. Y ya tenemos nuestra sidra de manzana.

Justo en el momento previo al embotellado, en un proceso industrial la sidra se filtraría, se decantaría y se calentaría a alta temperatura para pasteurizarla y eliminar las bacterias encargadas de transformar el zumo en sidra. Sin embargo es una auténtica pena, ya que esas bacterias resultan especialmente interesantes para la salud.

De hecho, para transformar la sidra en vinagre basta con dejar actuar durante más tiempo a esas bacterias presentes en el proceso de fermentación. Es decir, que ¡casi se hace solo!

Cómo hacer vinagre con nuestra propia sidra de manzana
Una vez que se hayan aplastado las manzanas fermentadas para extraer la sidra, se debe dejar el líquido resultante en un recipiente al aire libre y cubierto de una tela transpirable para mantenerla libre de insectos durante un mes.

Los microbios todavía presentes en la sidra continuarán entonces alimentándose del azúcar y del aire disponible en ese ambiente cerrado, y las bacterias acetogénicas pasarán a tomar el control.

Con el tiempo formarán una «madre» de vinagre en la superficie de la sidra (es decir, una biopelícula translúcida y viscosa) y 30 días más tarde la sidra se

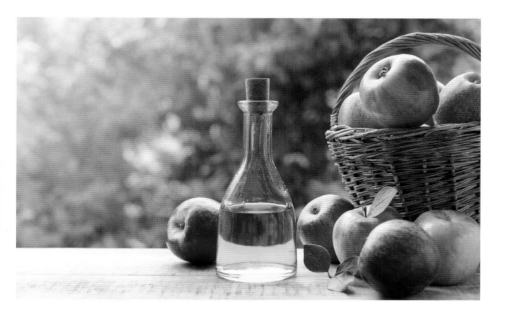

habrá convertido en vinagre. Es entonces cuando se puede retirar la madre de vinagre y utilizar el líquido tal cual, sin pasteurización.

Importante: en una botella cerrada herméticamente, la sidra sin pasteurizar nunca llegaría a convertirse en vinagre debido a la falta de acceso a oxígeno de las bacterias presentes en ella. Debe dejarse siempre al aire libre y tapado con una tela transpirable.

¿QUÉ CONTIENE EL VINAGRE DE SIDRA?

El vinagre de sidra de manzana artesanal contiene:
- Residuos de «madre» de vinagre con bacterias.
- Bacterias probióticas buenas para la salud.
- Enzimas.
- Un 0,4% de azúcar (es decir, muy poco).
- En torno a 1 mg de calcio por cada cucharada sopera de vinagre.
- Cerca de un 5% de ácido acético.
- Aproximadamente 3 calorías por cucharada sopera, lo cual es una cantidad ínfima.

Cuatro excelentes efectos beneficiosos del vinagre de sidra para la salud

■ 1. Mata a las bacterias nocivas y otros patógenos. El vinagre de sidra tiene un pH de 3,1. Una vez que se sobrepasa cierto nivel de acidez, las bacterias indeseables mueren y desaparecen, cediendo su puesto a otras cepas de bacterias mejor adaptadas a los medios más ácidos, por ejemplo, las acetogénicas.

■ 2. Ayuda a «sobrevivir» a la alimentación actual industrializada. El vinagre de sidra es conocido por su capacidad para reducir la tasa de azúcar en sangre (glucemia).

■ 3. Es un buen amigo del corazón. El vinagre de sidra reduce la tensión arterial, origen de muchos problemas cardíacos y renales. Permite también reducir los factores de riesgo vinculados a las enfermedades cardiovasculares, especialmente disminuyendo los niveles de triglicéridos y colesterol.

■ 4. Ayuda a perder grasa abdominal. El vinagre de sidra reduce la sensación de hambre y ayuda a comer menos, además de favorecer la pérdida de grasa abdominal. Añadir vinagre a una comida rica en glúcidos aumenta la sensación de saciedad y reduce el aporte calórico del resto de la jornada entre 200 y 275 calorías.

DOS BEBIDAS FERMENTADAS TRADICIONALES DE MÉXICO

Pozol, sin alcohol

Entre las bebidas y los alimentos fermentados autóctonos de México no alcohólicos de origen prehispánico el más importante es el pozol. Se trata de un alimento tradicional de origen maya que forma parte de la alimentación básica de muchos grupos étnicos del sur y el sureste de México. El nombre pozol es de origen náhuatl, «pozolli», que quiere decir espumoso.

Con maíz. Se prepara con bolas de masa de maíz nixtamalizado (es decir, maíz cocido con agua y cal que, una vez molido sirve para elaborar tortillas y tamales). El maíz puede ser blanco, amarillo o negro y se envuelve en hojas de plátano que se dejan fermentar desde unas horas, 3 o 7 días, hasta un mes.

Se consumen disueltas en agua durante la comida, el trabajo o a cualquier hora del día, como una bebida refrescante.

También tiene usos medicinales, rituales y, debido a su alto grado de conservación, las bolas de pozol son utilizadas como provisiones en travesías largas. Los lacandones utilizan el pozol mezclado con miel para bajar la fiebre y controlar la diarrea.

Chorote. Una variante de esta preparación llamada chorote, consiste en agregarle granos de cacao molidos a la masa de maíz; también se puede añadir azúcar, miel de abeja, pulpa de coco o diferentes clases de chiles secos, tostados y molidos.

Microorganismos beneficiosos. Los estudios microbiológicos de estas bebidas indican que contienen gran cantidad de microorganismos benéficos como las bacterias lácticas, que son las primeras en desarrollarse y que están presentes durante todo el proceso. Ellas son las responsables de la acidificación de la masa (llega a tener un valor de pH cercano a 4), ya que producen ácido láctico, el que imparte un sabor fresco y agradable al producto; de ellas destacan las amilolíticas (como *Lactobacillus acidophilus* y *L. crispatus*). Estas bacterias convierten el almidón del nixtamal —su principal carbohidrato— en ácidos, a diferencia de las que se encuentran en alimentos similares hechos con maíz o productos lácteos fermentados como el yogur que aprovechan la lactosa.

Contiene además bacterias descubiertas en la década de 1970, como *Achromobacter pozolis* o *Agrobacterium azotophilum*, y *Aerobacter aerogenes*, que fijan el nitrógeno atmosférico y que podrían ser las responsables del alto contenido de nitrógeno del pozol, comparado con el de la masa del maíz sin fermentar.

El nitrógeno proteico total aumenta en algunos aminoácidos del pozol (lisina, triptófano) y en algunas vitaminas (niacina, riboflavina). Además, hoy se sabe que en conjunto, la proteína del pozol es de mejor calidad que la del maíz.

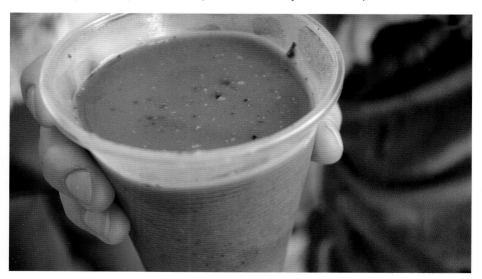

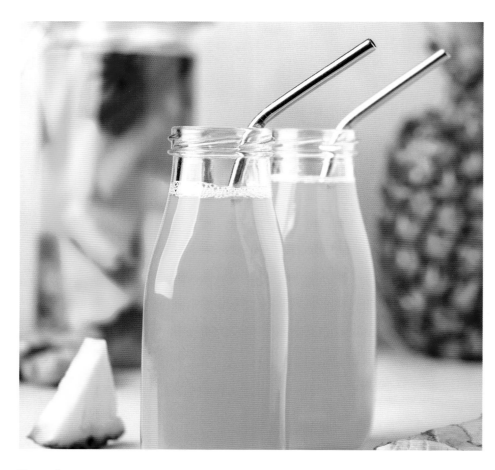

Tepache

El tepache es una bebida de baja graduación alcohólica muy refrescante típica de México. El tepache es una fermentación espontánea de las pieles de piña, y azúcar integral de caña (piloncillo). Actualmente es más bien una bebida típica en cualquier evento familiar o con amigos.

Originalmente se fermentaba a partir del maíz, de ahí su nombre, que proviene del náhuatl tepatli. Tras la conquista, en el siglo XVI el maíz fue sustituido por jugo de frutas, entre los que el más popular el de la piña.

Sabor. El tepache es dulce, se suele añadir especias aromáticas como el clavo y la canela. Puede parecerse un poquito a la cerveza pero en dulce. Y sólo contiene un 1,5% de alcohol. La fermentación alcohólica variará de una bebida

LA RECETA

TEPACHE

INGREDIENTES:

- 700 g de piel de 1 piña entera y parte de pulpa
- 50 g de azúcar de caña (panela o piloncillo)
- 150 g de azúcar blanco
- 900 g de agua mineral
- canela en rama, pimienta, clavo a gusto

1. Disolver el azúcar en agua caliente. Es importante que el agua no esté hirviendo.

2. Verter el agua con el azúcar diluida en un recipiente de vidrio y añadir únicamente la cáscara de la piña (la pulpa no se usará en la receta).

3. Añadir las especias al gusto.

4. Tapar con un trapo y dejar fermentar a temperatura ambiente sin moverlo.

La cantidad de tiempo que se deja fermentar depende del clima, si cuentas con un clima tropical entonces en 24 horas o 1 día y medio ya estará listo.

En climas más frescos la fermentación tardará más días por lo que habrá que ir revisando su sabor; a una temperatura de 25 grados suele tardar unos 4 días.

¡Colar y disfrutar!

parecida a un zumo de piña a una bebida con toques más añejos gracias a la fermentación. Es muy refrescante e ideal en días calurosos.

Precaución. Si el tiempo normal de fermentación se alarga, el tepache tendrá un grado de alcohol más alto y su sabor se convertirá en más ácido y amargo Incluso puede derivar hasta convertirse en vinagre si se fermenta con demasiada superficie de contacto con oxígeno.

La piña. El ingrediente principal del tepache es la piña, con muchas propiedades beneficiosas para el organismo que se transfieren al tepache.

La piña es un gran diurético digestivo natural y esto ayuda a facilitar la eliminación de líquidos retenidos. Posee un gran número de vitaminas y minerales como la vitamina B_1, B_6, B_2 vitamina C, una fuente de fibra dietética, magnesio y hierro.

Como buen fermentado, el tepache ayuda a mejorar el proceso digestivo. El tepache se convierte en una bebida probiótica muy activa, en la cual viven microorganismos que realizan una predigestión, logran atravesar la barrera del ácido del estómago y nos ayudan en nuestras digestiones, además de mejorar nuestra microbiota.

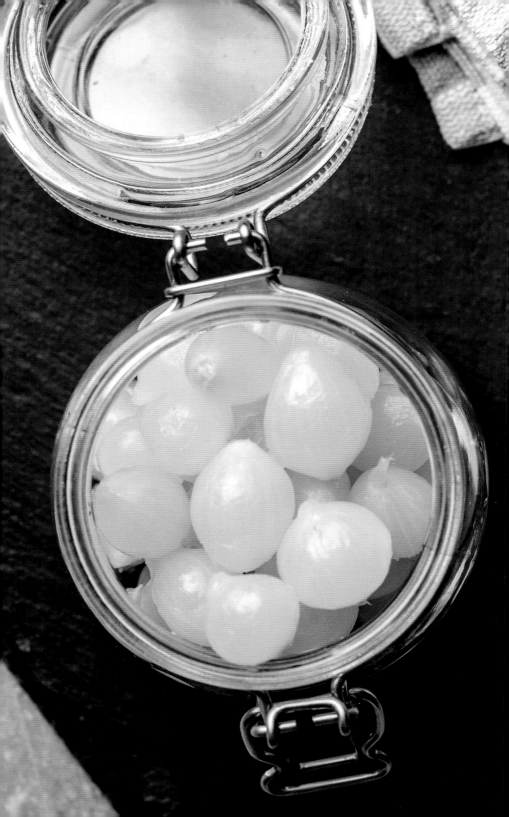

Sabrosas recetas con fermentados

para un intestino feliz

Cebollitas perla

1. Introducir las cebollitas en dos frascos de boca ancha de ½ litro de capacidad.

2. Para preparar la salmuera, mezclar el agua, el suero de leche, si se utiliza, la sal, las bayas de enebro, los clavos, los granos de pimienta verde, el estragón, la vaina de canela y la nuez moscada en un bol. Agitar hasta que la sal se hoya disuelto.

3. Verter la salmuera sobre las cebollitas, prestando atención a distribuirla de modo uniforme entre los dos frascos. Añadir más agua filtrada si es necesario, hasta cubrir por completo las cebollitas. La parte superior del líquido debe quedar alrededor de 2 cm por debajo de la boca de cada frasco.

4. Tapar bien los frascos y dejar que las cebollitas fermenten a temperatura ambiente en un área protegida de la luz solar directa durante unos 3 días.

Conservación. Guardar las cebollitas en envases bien cerrados en el frigorífico, donde pueden mantenerse hasta 1 año.

Notas del chef. El nombre de estas deliciosas cebollitas procede de un famoso cóctel.

Para preparar 2 frascos de ½ litro de capacidad

Tiempo de fermentación: 3 días

Fermentación láctica a temperatura ambiente

INGREDIENTES:

• 1 kg de cebollitas perla, peladas

• 250 ml de agua filtrada, o más, si es necesario

• 50 ml de suero de leche como cultivo iniciador (opcional) o bien 1 cucharadita adicional de sal marina

• 1 cucharada de sal marina

• 1 cucharada de bayas de enebro

• 2 cucharaditas de clavos de olor, enteros

• 1 cucharadita de granos de pimienta verde

• 4 ramitas de estragón

• 1 vaina de canela

• 1 nuez moscada pequeña, partida

Pepinillos especiados

INGREDIENTES

- 1 kg de pepinillos
- 3 dientes de ajo
- 2 cucharadas de semillas de mostaza
- 2 cucharadas de semillas de cilantro
- 3 ramas de eneldo seco
- 1 cucharada de pimienta roja
- 1 pimienta cayena
- 3 hojas de laurel
- 1 litro de agua
- 10 gr de té kukicha
- 3 cucharadas de sal

1. Elige unos pepinillos que estén bien frescos y tersos. Lávalos con agua bien fría y sumérgelos en un cubo de agua con hielo. Déjalos durante 10 minutos.
2. Mientras tanto, vamos a preparar té kukicha u otro tipo de té equivalente. Al preparar la salmuera así, el resultado serán unos pepinillos bien crujientes.
3. Una vez esté listo, déjalo enfriar o incluso añade hielo.
4. Cuando la temperatura sea la adecuada, cuela el té y añade la sal. Revuelve bien, hasta que quede completamente disuelta. Dependiendo el tipo de sal, este proceso constará más o menos.
5. Mezcla en una ensaladera todas las especias y colócalas en los recipientes donde vas a fermentar los pepinillos. Ponlos y vierte la salmuera que has preparado de té y sal.
6. Déjalos fermentar entre 7 y 15 días, dependiendo del grosor de los pepinillos. Si pasado ese tiempo no te convence el sabor, puedes dejarlos más tiempo, pero cuidado porque es un fermentado que tiene tendencia a ponerse blando con el tiempo.
7. Una vez que te guste el sabor y la acidez que han tomado, puedes cerrar el bote y dejarlo en la nevera. Así haces que pare la fermentación, y conservas tanto el sabor como la textura crujiente.

Notas del chef. Esta hortaliza contiene mucha cantidad de líquido y tiene cierta tendencia a quedarse con una textura blanda, así que hay que añadir taninos, como los que encontraremos en las hojas de té, de vid o de bayas en general. Sólo hay que añadirlas a la salmuera para que el resultado sea crujiente.

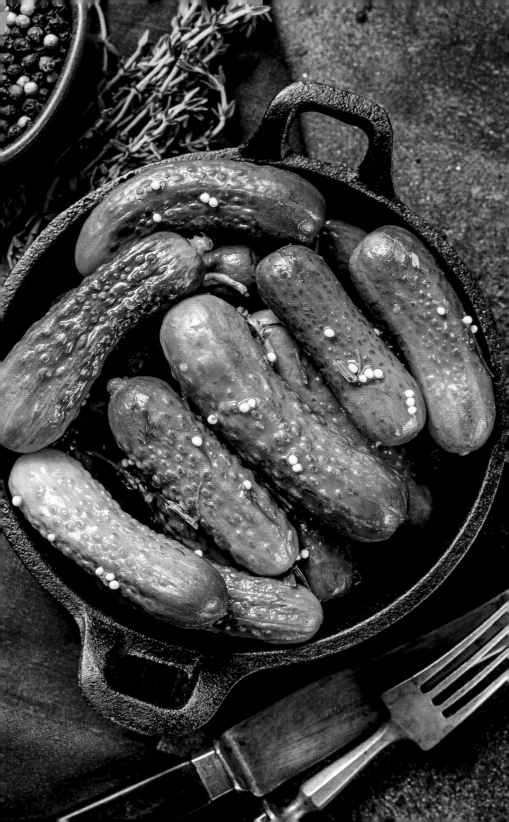

Naranjas aromatizadas

INGREDIENTES:

- 2 kg de naranjas bio (de cultivo ecológico y sin cera ni procesos posteriores)
- 300 g de hierbas aromáticas: romero fresco, orégano y jengibre
- 5 dientes de ajo
- ½ taza de sal

1. Lava bien la cáscara de las naranjas. Reserva una naranja para elaborar zumo y el resto córtalas en 8 partes de forma longitudinal.

2. Colócalas en una ensaladera y añade la sal, masajéalas con las manos para que las naranjas comiencen a sacar su jugo.

3. Exprime la naranja que habías reservado y añádela a la ensaladera junto con las hierbas aromáticas. Mézclalo todo bien.

4. En un recipiente para fermentación vete introduciendo las naranjas, presionando para favorecer la expulsión del líquido. Una vez esté lleno, coloca un peso en la parte de arriba, para que presione y quede todo completamente sumergido en el líquido.

Mi consejo. Si no colocas suficiente peso encima, puede ser que las naranjas suban. Tienen tendencia a subir debido a que las fermentamos con la piel, y hay riesgo de que parte del fermentado entre en contacto con el oxígeno. Si esto ocurre, seguramente tendrás problemas de mohos o levaduras, así que ten cuidado. Para remediarlo puedes colocar varios pesos, y añadir más zumo de naranja hasta dejarlo completamente cubierto.

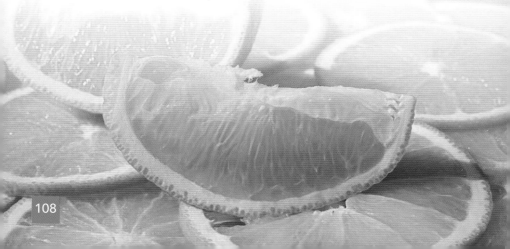

Chucrut multicolor

1. Corta la col por la mitad y desde dentro hacia afuera, la vas picando con el cuchillo lo mas fino que puedas. Si tienes una mandolina o un pelador, hacer este paso será más sencillo.

2. Reserva cada una de las coles en diferentes ensaladeras, para que mantengan el color de cada una de ellas.

3. Lava la zanahoria sin eliminar la piel y rállala lo mas fina posible. Colócala en una ensaladera a parte de las coles. A cada una de ellas, le vas a añadir 2 cucharadas de sal y las vas a masajear. Notarás que el propio líquido de las verduras va saliendo. Este proceso sucede porque la sal penetra en las verduras y sacan su propio jugo. Esta va a ser la salmuera en donde van a fermentar nuestra verduras, así que consérvalo.

4. En un bote, coloca una capa de col lombarda apretando bien para eliminar las posibles burbujas de oxígeno que puedan quedar. Para este proceso, puedes utilizar un palo de mortero o si el bote es suficientemente ancho, lo puedes hacer con la mano. Seguidamente, coloca otra capa de zanahoria y otra de col.

5. Una vez estén todas las verduras bien prensadas en el recipiente, coloca un peso en la parte alta para que quede todo bien sumergido en el líquido. De lo contrario, pueden contaminarse y aparecer mohos.

6. Para finalizar, cubre el recipiente con un trapo o la tapa, pero sin cerrar herméticamente. El CO_2 que se genera a lo largo de la fermentación, debe salir para que el resultado sea el deseado.

7. Colócalo en un lugar fresco durante 15-20 días, para que se produzca la fermentación. Los primeros días revísalo para asegurarte de que todas las verduras siguen sumergidas. Si ves que están flotando, apriétalas para volver a introducirlas en el líquido.

Una vez esté preparado, lo puedes conservar en botes individuales en la nevera.

INGREDIENTES:

- 1 kg de col
- 1 kg de col lombarda
- 1 kg de zanahoria
- 6 cucharadas de sal

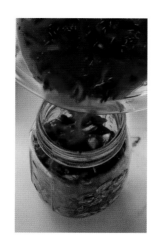

Pizza de lentejas con chucrut

INGREDIENTES.

Para la base
- 1 vaso de lentejas rojas dejadas a remojo en 1 vaso de agua
- 1 diente de ajo
- sal y aceite de oliva virgen extra

Para el queso vegano
- 1 bloque de tofu ahumado
- 5 cucharadas de chucrut
- 1 cucharada de almendra molida
- 1 cucharadita de pasta de umeboshi
- una pizca de sal
- aceite al gusto

Para la cubierta
- un puñadito de setas
- un manojito de espárragos
- 3 alcachofas
- 1 cebolla roja
- shoyu
- 2 tomates secos
- 1 cucharada de orégano

1. Triturar las lentejas rojas con el ajo y la sal. Calentar una sartén tipo sartén de pancaques. Pincelar de aceite.
2. Hacer un pancaque con la mezcla de las lentejas, dar la vuelta por los dos lados y reservar.
3. Triturar el tofu con el chucrut y la almendra molida, la pasta de umeboshi, un poco de aceite y reservar.
4. Cortar las verduras muy finas, hacer un salteado corto, en donde las verduras queden muy jugosas añadiendo un taponcito de shoyou.
5. Para montar la pizza:
Precalentar el horno a 180 °C.
Colocar sobre la base de lentejas una capa del queso de tofu preparado.
6. Sobre esta capa el salteado de las verduras, una pizca de pimienta y espolvorear de orégano. Hornear 10 minutos.

Notas del chef. Es un plato increíblemente rico en proteínas y fermentos ideal para niños y deportistas.

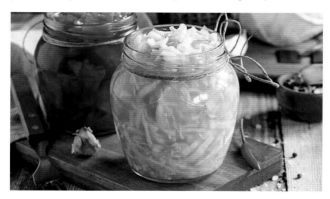

Pickles de cinco sabores y tres colores

- 100 g de judías verdes
- 150 g de col murciana
- 150 g de zanahoria
- una taza pequeña de zumo de manzana o una cucharadita de cualquier edulcorante
- 6 cucharadas soperas de salsa de soja (tamari)
- una cucharadita de malta
- ½ cucharadita de jengibre rallado
- una cucharadita de sal marina
- opcional: de 2 a 4 cucharadas de vinagre de manzana bio (opcional porque la fermentación ya da un gusto ligeramente ácido a las verduras)

1. Se limpian y se cortan en pequeños trozos las judías, la col y la zanahoria.
2. Se ponen estas verduras en un recipiente junto con los demás ingredientes y se mezclan muy bien.
3. Se coloca todo en un bote hermético siguiendo las instrucciones que os hemos dado.

Crema de remolacha y chucrut

INGREDIENTES:

- 1 kg de remolachas
- 4 cebolletas tiernas
- 100 g de chucrut
- yogurt de soja natural
- manzana verde granny Smith
- unas gotas de limón
- aceite de oliva virgen extra

1. Cortar las cebollas en medias lunas. Cortar la remolacha en finas lonchas.
2. Saltear la cebolla y la remolacha en una cazuela con un poco de aceite y una pizca de sal.
Dejar reduciendo hasta que la remolacha ablande totalmente.
3. Incorporar el chucrut a la reducción. Triturar hasta conseguir una crema homogénea, corregir la consistencia con un poco de agua. Hacer hervir.
Para servir, rallar manzana verde rociar con limón y mezclar con el yogurt de soja, colocar una cucharada de la mezcla en cada cuenco de sopa.

Notas del chef. El sabor ácido de esta crema nutre las funciones hepáticas y relaja a personas tensas.

Macerado de cochayuyo con tofu ahumado

INGREDIENTES:

- 40 g de alga cochayuyo
- 200 g de tofu ahumado
- 125 g de olivas, negras y/o verdes, pero de buena calidad
- 2 dientes de ajo
- hierbas aromáticas al gusto (albahaca, orégano, tomillo, ajedrea...), mejor frescas
- 14 cucharadas soperas de aceite de oliva virgen extra, de 1ª presión en frío
- opcionalmente se puede añadir también una pizca de pimienta negra y/o media cucharadita rasa, de las de café, de cúrcuma o pimentón dulce

1. Previamente dejar el alga cochayuyo troceada en remojo el tiempo que consideremos necesario.
2. Machacar en el mortero un diente de ajo junto con la mitad de las hierbas aromáticas, añadir el aceite y remover para que se mezcle bien. En su caso, añadir también la pimienta, la cúrcuma o el pimentón dulce.
3. En un recipiente de cristal que se pueda tapar bien, mezclar el tofu cortado a dados pequeños, las algas una vez escurridas y las olivas. Añadir por encima el otro diente de ajo, cortado en láminas muy finas, y también el resto de plantas aromáticas.
4. Por último, rociarlo todo bien con la mezcla del mortero, taparlo y dejar que repose en un sitio fresco, al menos cuatro horas (mejor toda la noche).

Notas del chef. Este plato es un buen aliciente en un bufet de ensaladas, sobre todo si lo acompañamos de un poco de pan tostado para mojar.

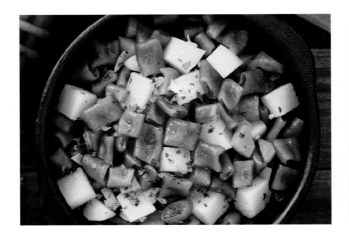

Zanahoria y ajo

1. Mezclar la zanahoria, el ajo, el suero de leche, en caso de utilizarlo, y la sal en un bol grande.
2. Machacar la zanahoria con un mazo para carnes hasta que libere parte de su jugo, durante aproximadamente 10 minutos.
3. Introducir la mezcla en 2 frascos de conserva de boca ancha de 1 litro de capacidad.
4. Presionar con fuerza hacia abajo hasta que el jugo desprendido supere el nivel alcanzado por la mezcla. Si es necesario, añadir agua filtrada hasta cubrir por completo la zanahoria. La parte superior del líquido debe quedar alrededor de 2 cm por debajo de la boca de cada frasco.
5. Tapar bien los frascos y dejar que la zanahoria con ajo fermente a temperatura ambiente en un área protegida de la luz solar directa durante unos 3 días.

Notas del chef. Estas zanahorias con un sabor levemente picante y con el aroma complementario del ajo se pueden añadir a las ensaladas (en especial a la ensalada de col).

Para preparar 2 frascos de ½ litro de capacidad

Tiempo de fermentación: 3 días

Fermentación láctica a temperatura ambiente

Conservación. Guardar la zanahoria y ajo en envases bien cerrados en el frigorífico, donde pueden mantenerse hasta 1 año.

INGREDIENTES:

• 250 g de zanahorias cortadas en tiras finas, bien apelmazadas

• 2 cucharadas de ajo picado

• 50 ml de suero de leche como cultivo iniciador (opcional) o bien 1 cucharadita adicional de sal marina 1 cucharada de sal marina

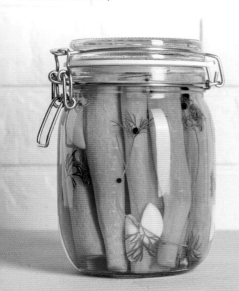

Risotto con ajo negro

INGREDIENTES:

- 2 tazas de arroz de grano redondo
- caldo de verduras
- 1 cebolla
- 5 o 6 dientes de ajo negro
- 100 g de setas deshidratadas
- 1 copa de vino blanco (opcional)
- sal y pimienta negra recién molida
- aceite de oliva virgen extra

1. Mantener el caldo de verduras caliente durante toda la receta.
2. Poner a remojo en agua templada las setas.
3. Pelar la cebolla y picarla muy fina. Poner en una olla con aceite de oliva virgen extra y dejar que de cocine a fuego suave hasta que comience a dorarse.
4. En este momento incorporar el arroz y remover bien hasta que cambie de color. Añadir entonces los dientes de ajo negro fileteados y las setas escurridas, mezclar y opcionalmente incorporar el vino.
5. Dejar cocer un par de minutos y empezar a añadir el caldo, poco a poco. Incorporar un cazo, mezclar y dejar que se cocine. Cuando el arroz esté seco añadir otro cazo y así de forma sucesiva hasta que el arroz esté cocido (unos 20 minutos).
Cuando el arroz esté en su punto, servir de inmediato.

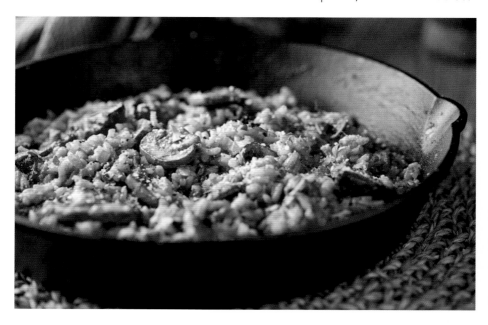

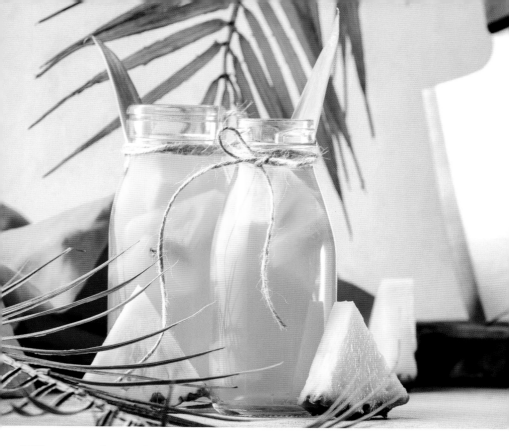

Tepache de piña

1. Meter la piña en un tarro grande, añadir el azúcar y 240 ml de agua. Cerrar y agitar para disolver el azúcar.
2. Añadir el jengibre y el agua restante y remover. Cubrir el tarro con dos capas de muselina y sujetar con una goma elástica.
3. Conservar en un lugar oscuro y seco de 3 a 5 días para que fermente, removiéndolo a diario.
4. Colar y retirar la piña y el jengibre.
5. Pasar el líquido a una botella hermética de 2 litros hasta 2 cm del borde. Dejar a temperatura ambiente de 1 a 3 días para que se desarrollen las burbujas. Abrirla todos los días para que salga el gas.

Para 2 litros
Fermentación: 3 a 8 días

INGREDIENTES:

• ½ piña (más o menos 1 kg) limpia, con la corteza y cortada a trozos de unos 2 cm

• 220 g de azúcar integral de caña o panela

• 6 cm de jengibre cortado en trozos

• 2 litros de agua mineral, o filtrada

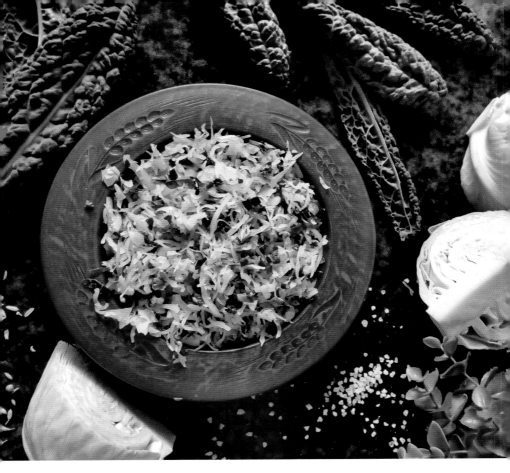

Chucrut con kale

Ingredientes:
- 1 col pequeña
- 3-4 hojas de kale (sin tallos) o berza
- 1-2 cucharaditas de sal
- 1 cucharadita de mostaza tradicional o semillas de mostaza
- ½ cucharadita de semillas de hinojo
- 2 hojas de laurel
- 5-6 bolitas de pimienta negra

1. Quita las hojas exteriores de la col. Ralla la col y lávala en un colador o escurridor con agua corriente.
2. Pica la kale, lávala también y mézclala con la col. Escúrrelo todo muy bien y mézclalo con el resto de ingredientes.
3. Mét"lo todo en los botes o envases que tengas preparados, bien apretado, ciérralos y deja que fermente en un lugar cálido pero alejado del sol.
4. Revísalo cada día, ábrelo y apriétalo con una cuchara. Soltará bastante líquido el primer día.
5. A una temperatura de unos 24 °C, tardará 5-10 días en total en estar listo, pero lo puedes ir probando a partir del segundo día, y cuando tenga un sabor

que te guste, pásalo a botes con cierre hermético y a la nevera para detener la fermentación.

Notas del chef. La chucrut se usa mucho como complemento para los platos o como condimento. Se puede hacer en casa y añadir además unas hojas de kale para una mayor gama de sabores y colores.
La chucrut casera aguanta muy bien en la nevera siempre que lo guardemos en botes con cierre hermético. No es necesario añadir cultivos de bacterias ni nada de eso, el proceso es mucho más simple.

Para que fermente: en este caso dependemos de la flora bacteriana de la propia col, que puede variar de una pieza a otra y también según la temperatura que haga. Lo importante es que la col quede bien prieta en el recipiente (que puede ser un táper o tarros de cristal), que no le entre aire constantemente y que esté a una temperatura entre 20 y 26 °C para que fermente rápidamente. Si hace más frío tardará más tiempo (puede tardar semanas), y si hace más calor deberemos buscar un lugar más fresco.

Cómo saber si se ha estropeado: principalmente por el olor. No siempre salen manchas de moho, pero si observas mohos negros, rojos o verdes, tíralo. El olor al principio será suave pero se irá haciendo más intenso, avinagrado pero afrutado.
Es normal que haga burbujitas, pero no es normal que se haga espuma (si genera espuma, es señal de que se habrá estropeado). Comprueba siempre que el recipiente cierre bien.

Hummus fermentado

INGREDIENTES:

• tu hummus habitual preferido

• 2 cucharadas de yogur de soja natural
(o 3 cucharadas del caldo de la chucrut)

1. Haz un hummus normal y corriente pero añadiéndole un par de cucharadas de yogur de soja natural (sin azucarar y sin sabores).

2. Ponlo en un bote que cierre al vacío y déjalo a temperatura ambiente 8-14 horas. Si hace demasiado calor (más de 26 °C), ponlo en un lugar más fresco de la casa.

3. Notarás que se han formado burbujitas en la mezcla. Pásalo entonces a la nevera y déjalo 8 horas más. Pruébalo. Si quieres déjalo 8 horas más antes de servir. El resultado es un hummus muy cremoso, casi como una mousse, un poco más ácido y con una gama nueva de sabores. Va muy bien con encurtidos como pepinillos y aceitunas.

Para que fermente: es importante que el yogur de soja que usemos sea yogur de verdad, es decir, que contenga bacterias como *Lactobacilus* (*bulgaricus*, *casei*, etc), *Streptotoccus termophilus*, *Bifidobacterium*, etc., o una mezcla de éstas.

En caso de que no encontremos yogures vegetales podemos utilizar el caldo de la chucrut (siempre que esté bien conservado contendrá lactobacilos vivos, que comenzarán la fermentación en cuanto la mezcla esté a temperatura ambiente).

También podemos comprar en farmacias y algunas tiendas de alimentación natural probióticos en cápsulas o polvos que nos sirven para esta receta. Basta con usar una pequeña cantidad (1/8 de cucharadita o 1 cápsula).

Cómo saber si se ha puesto malo: manchas o colores rojos o negros en la superficie o en todo el hummus, mal olor a huevos podridos… (es decir, todo indicio de mal olor y mal color).

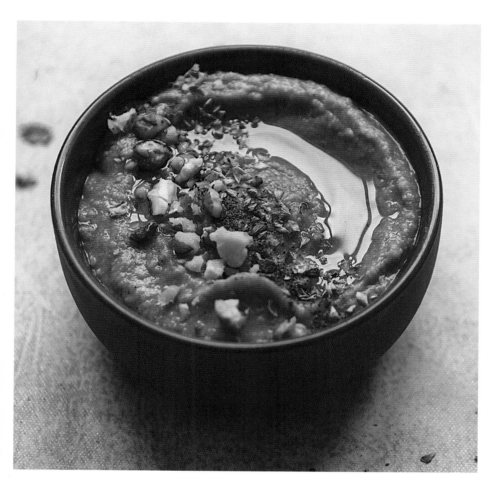

Esto se evita fácilmente esterilizando el recipiente que vayamos a usar, sumergiéndolo 3 minutos en agua hirviendo para esterilizarlo. Un tarro de cristal con cierre hermético es perfecto para ello.

Notas del chef. El hummus ya es de por sí un paté vegetal delicioso y fácil de preparar, solo necesitas batir los ingredientes y listo. Puedes hacer un hummus fermentado, que tendrá un extra de sabor y será un poquito más digestible.

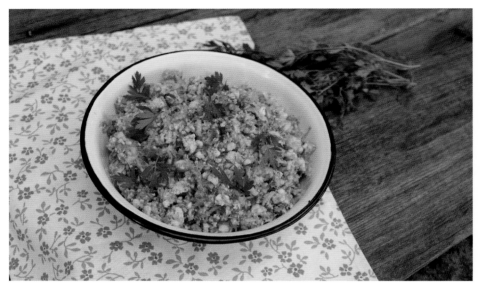

El kimchi de coliflor, tal como lo prepara Nerea Zorokiaín.

Kimchi de coliflor

INGREDIENTES:

- 1 coliflor
- 2 cucharadas de gochugaru (polvo de pimienta de Corea) o copos de chile
- 3 dientes de ajo
- 2 cm de jengibre
- 1 nabo
- 2 zanahorias
- 1 manojo de perejil
- 8 cucharadas de sal
- 2 litros de agua

1. Prepara la salmuera en un recipiente grande, disolviendo la sal en el agua. Remueve bien hasta comprobar que la sal ha quedado completamente disuelta. Déjala reposar y asegúrate que no queda ningún deposito de sal en la parte de abajo, de lo contrario, sigue removiendo.

2. Cortamos la coliflor en ramas y la limpiamos con abundante agua. Con la ayuda de un rallador, la rallamos y la colocamos en una ensaladera sin que sobresalga. Añadimos la salmuera y colocamos un plato encima con un peso para que quede completamente sumergida. Déjala en la salmuera entre 6-12 horas.

3. Prepara la pasta para aliñar la coliflor con la ayuda de una picadora, mezclando el gochugaru, el ajo, el jengibre, el nabo, la zanahoria y las hojas del perejil.

4. Mezcla la coliflor con la pasta que has preparado, asegurándote de que todo queda bien impregnado.

5. Introduce la mezcla en el recipiente donde la vas a dejar fermentar, y aprieta para que no queden burbujas de aire. Coloca una hoja encima para que toda la verdura quede sumergida, y pon un peso sobre ella. Pon la tapa sin cerrar herméticamente; así dejará salir el CO_2, y no entrarán impurezas.

6. Ya puedes dejarlo fermentar a temperatura ambiente durante 5 o 6 días, o hasta que tome el sabor que más te guste. Para ello, puedes ir probándolo; pero ten en cuenta que tienes que tener las manos limpias y que solo debes manipularlo con un utensilio de madera para no contaminar el resto de verdura que va a seguir fermentando.

Una vez tenga el sabor que más te gusta, métalo en el frigorífico para conservarlo. Y ya lo tendrás listo para consumir.

Notas del chef. La coliflor es una de las verduras mas sencillas de fermentar. Tiene un sabor intenso y una textura crujiente que no deja indiferente a nadie.

En esta receta además de utilizar los ingredientes típicos de la elaboración del kimchi hemos añadido perejil, que le aporta un sabor intenso y gran cantidad de hierro; junto a la vitamina C que contiene de forma natural el fermento, la podremos asimilar fácilmente.

Naranjada de kéfir de agua

1. Seguir las instrucciones para preparar el kéfir de agua. Cuando haya terminado la primera fermentación, sacar los granos y el dátil y reservar.

2. Pasar el kéfir a una botella hermética de 1 litro y añadir el zumo de naranja y la vainilla.

3. Cerrar la botella y dejar fermentar de 2 a 3 días en un sitio fresco y seco. Abrirla todos los días para que salga el gas.

Para 1 litro
Fermentación: 4 a 5 días

INGREDIENTES:
• 1 litro de kéfir de agua
• el zumo de 2 naranjas
• ½ cucharadita de extracto de vainilla

Batido probiótico de kombucha

INGREDIENTES:

• 600 ml de bebida kombucha fermentada

• 2 troncos de apio

• 1 remolacha cocida

• 2 ramas de menta fresca

• ½ aguacate

Batido original de Nerea Zorokiaín.

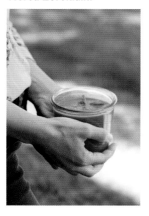

1. Para esta receta necesitamos bebida de kombucha ya fermentada, que no contenga ningún sabor. A esta se la suele llamar kombucha de primera fermentación.

Lo mejor, por descontado, es que esté sin pasteurizar; así nos aseguramos que contenga probióticos naturales que se originan en el proceso de fermentación.

2. Añadimos todos los ingredientes en una batidora y los trituramos hasta obtener un batido cremoso y con un aroma delicioso.

Puedes guardar varias hojas de menta fresca para decorarlo por encima cuando lo sirves.

Notas del chef. Este batido lo puedes tomar por las mañanas o entre horas. Te va a aportar gran cantidad de nutrientes y además es rica en probióticos naturales.

Como bebida probiótica, podemos tomar kombucha directamente, hacer una doble fermentación con zumos o añadirla a batidos y así darle el sabor que más nos gusta.

Es un poquito espumosa y de sabor ligeramente ácido, así que el resultado suele ser muy refrescante.

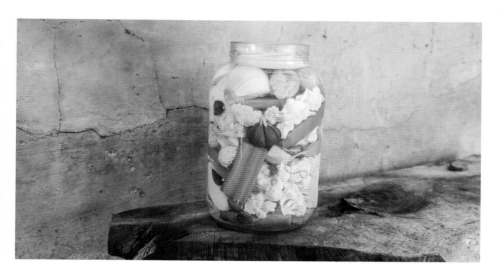

Verduras variadas en salmuera

1. Cortar las verduras del mismo tamaño, puedes cortar trozos más pequeños si vas a consumirlo pronto, y más grandes si va a ser un fermentado para consumir dentro de bastante tiempo.
2. Prepara la salmuera disolviendo completamente la sal en el agua.
3. Introduce la verdura que has troceado en un bote de cristal, y añade la salmuera hasta cubrir.
4. Tapa el bote sin cerrar del todo para permitir que el CO_2 salga con facilidad, y déjalo fermentar hasta que tenga el sabor que más te guste. Puedes dejarlo en el bote el tiempo que quieras hasta conseguir el sabor deseado.

Vete probándolo durante el tiempo de fermentación y, cuando estés conforme con el sabor y la acidez, guárdalo en el frigorífico para parar la fermentación.

INGREDIENTES:
- 300 g de coliflor
- 300 g de zanahoria
- 200 g de nabo daikon
- 150 g de cebolla
- 2 dientes de ajo
- 300 g de col rizada
- 1 cucharada de sal
- 500 ml de agua

Puerros con semillas

INGREDIENTES:

- 2 kg de puerro con su parte verde y su parte blanca
(eliminar las hojas verdes de fuera y reservarlas)
- 200 g de semillas de sésamo, calabaza y girasol
- 20 granos de pimienta
- de 1 a 1 y ½ cucharada de sal sin refinar
- 1 litro de agua

1. Quita las hojas verdes del puerro, y resérvalas. Corta los puerros; puedes hacerlo a lo largo, según la altura del bote que vayas a utilizar para envasarlo. O también en trozos más pequeños: por ejemplo, en rodajas. Pero ten en cuenta que dependiendo del tamaño de la verdura cambiará la textura, la consistencia y el sabor final del fermentado.

Cuanto más grandes hagas los trozos el fermentado resultará un poco menos ácido, su textura será más crujiente, y su consistencia menos lacia.

2. Pon la pimienta en la parte de abajo del bote, y vete introduciendo los puerros. de pie. Una vez los hayas colocado bien prietos, añade las semillas entre los huecos que queden libres.

3. En un recipiente aparte. mezcla el agua con la sal hasta que se disuelva totalmente. Añade la salmuera al bote con los puerros y las semillas, y verás que las semillas flotan en el líquido: es el momento de poner encima las hojas verdes del puerro que habías reservado y colocar el peso sobre las hojas.

4. Asegúrate de que toda la verdura queda sumergida en la salmuera para que la fermentación sea correcta.

5. Pon la tapa sin cerrar herméticamente para dejar que salga el CO_2, y déjalo fermentar hasta conseguir el sabor que más te guste. Cuando tengas el sabor y el punto de acidez que quieres. quita el peso, tapa el bote completamente, y guárdalo en el frigorífico.

Notas del chef. Si te gustan las cebollas encurtidas, entonces esta receta también te va a encantar. Estos puerros tienen un sabor muy similar, pero una textura un poco más dura y crujiente. Es una receta perfecta para las personas que no tienen claro si les gustan los fermentados, porque este les conquistará definitivamente.

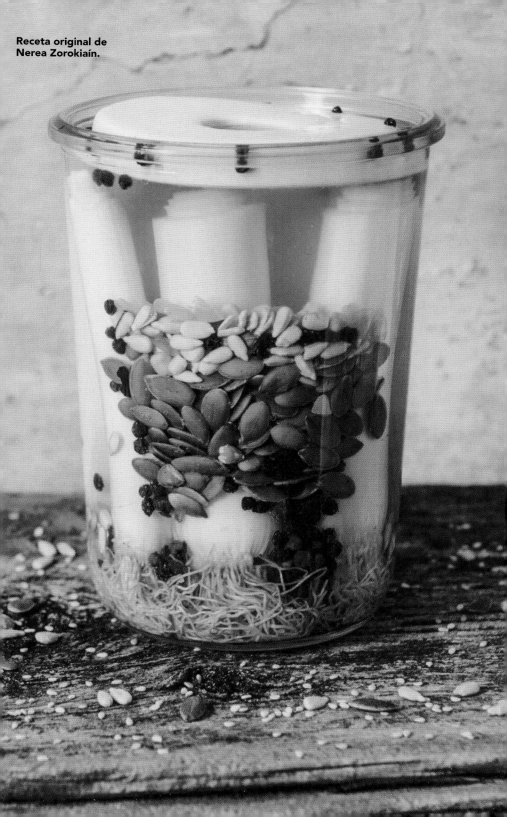

Sopa fría de pepino, albahaca y kéfir

4 personas

- 800 g de pepinos (4-5 medianos)
- 25 g de albahaca fresca
- 30 ml de vinagre de manzana (o vinagre de arroz) con ambos queda bien.
- 100 ml de leche de coco
- 50 ml de kéfir
- 300 ml de agua fría
- ½ cucharadita de sal (o sustituto)
- ½ cucharadita de semillas de mostaza (opcional)
- ½ cucharadita de semillas de sésamo

1. Lavar los pepinos. Pelarlos y cortarlos en daditos (reservar uno). Introducirlos en el vaso de la batidora.
2. Lavar la albahaca y córtala en trozos medianos, ponerla también en la batidora junto con la sal, el vinagre y la semillas de mostaza (si las usas).
3. Batir a velocidad alta añadiendo poco a poco el kéfir, la leche de soja y el agua. Seguir batiendo hasta que tengas una sopa cremosa pero homogénea, sin trocitos grandes.
4. Probar y añadir un poco más de sustituto de sal si te parece muy soso. Si se busca una textura más suave, pasar por un colador fino antes de servirlo.
5. Cortar ocho rodajas muy finas de pepino para poner encima de cada bol y a continuación trocear en bastones muy finos el pepino que hemos reservado.
6. Poner la sopa en boles individuales y termínala con las semillas de sésamo. Introducir los bastones de pepinos y encima colocar las dos rodajas de pepino. Opcionalmente colocar un poco de perejil encima y eneldo.

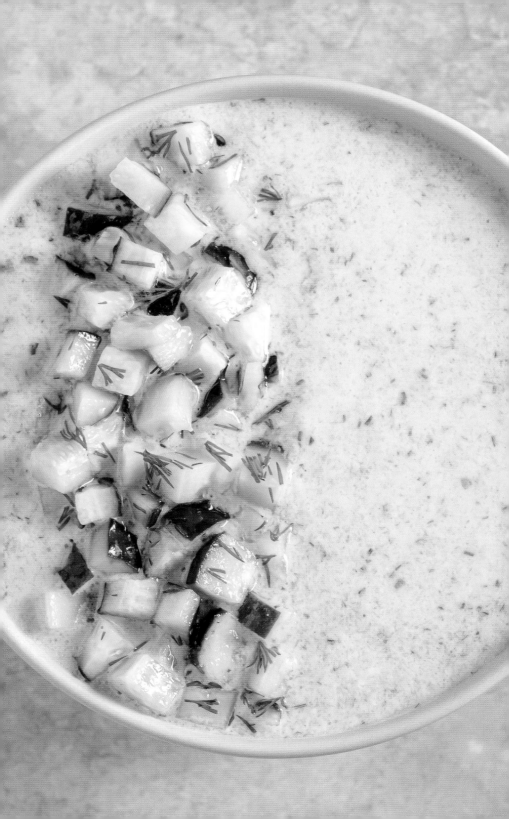

Kéfir de agua con fresas y jengibre

Para 1 litro
Fermentación:
de 4 a 5 días

INGREDIENTES:

• 1 litro de kéfir de agua

• 1 puñado de fresas (unos 150 g) trituradas o picadas

• 3 cm de jengibre cortado en rodajas

1. Seguir las instrucciones para preparar el kéfir de agua. Cuando haya terminado la primera fermentación, sacar los granos y el dátil y reservar.
2. Pasar el kéfir a una botella hermética de 1 litro y añadir las fresas trituradas y el jengibre.
3. Cerrar la botella y dejar fermentar de 2 a 3 días en un sitio fresco y seco. Abrirla todos los días para que salga el gas.

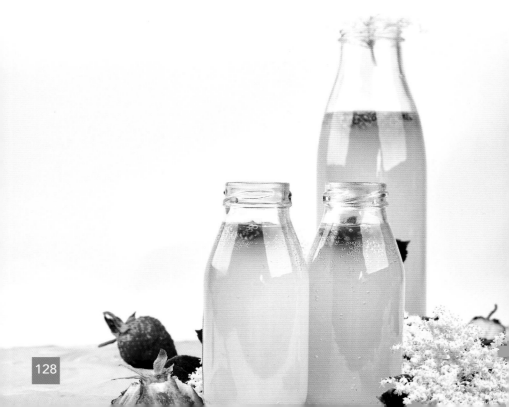

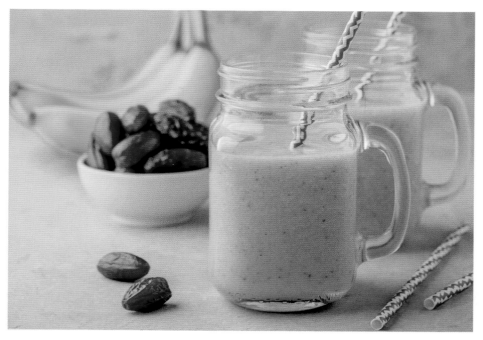

Batido con kéfir de leche

1. Colocar todos los ingredientes, excepto la canela, en una batidora de vaso y batir hasta obtener una mezcla homogénea.
Servir inmediatamente en un vaso y decorar con canela.

Para 250 ml

Preparación: 3 minutos

INGREDIENTES:

- 240 ml de kéfir de leche
- ½ plátano, a rodajas
- 4 dátiles medjul sin hueso y a temperatura ambiente
- 1 cucharadita de maca en polvo
- canela molida para decorar

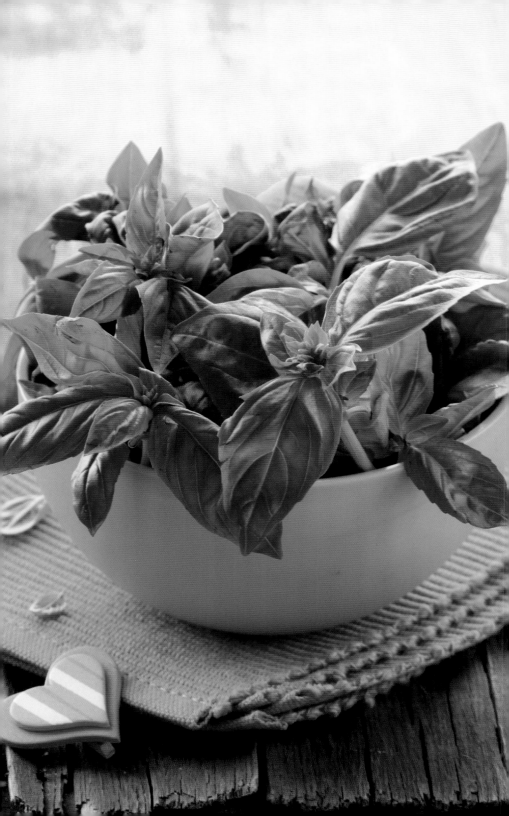

Pasta de albahaca

1. Coloca las hojas y los tallos no leñosos en un procesador de alimentos y tritúralo todo para hacer una pasta. Espolvorea la sal. Las hierbas se pondrán jugosas al momento. Presiónalas en el fondo de un tarro pequeño. En esta etapa se liberará más salmuera, que deberías poder ver sobre la pasta.
2. Cubre el fermento con una bolsa con autocierre de tamaño apropiado. Presiónala abierta hacia abajo sobre la parte superior del fermento, luego llénala de agua y ciérrala; servirá como tapa y como peso.
3. Deja el fermento sobre una bandeja de hornear, en algún lugar accesible y fresco, fuera del alcance de la luz solar directa, durante 4 a 10 días. Revísalo todos los días para asegurarte que la pasta sigue sumergida. Tal vez veas sedimento en la parte superior; generalmente es inofensivo, pero puedes consultar el apéndice si es motivo de preocupación para ti.
4. Puedes comenzar a probar el fermento después de 4 días. La pasta estará lista cuando se haya desarrollado el sabor a encurtido y tenga un buen bouquet a base de hierbas.

Conservación. Guárdala en tarros dentro de la nevera, con las tapas apretadas, dejando tan poco espacio libre como sea posible, y apisona el fermento bajo la salmuera. Conservado así se mantendrá en frío hasta 1 año.

Variante: Pesto básico. Si agregas algunos dientes de ajo al procesador de alimentos en la receta Pasta de albahaca, lo que obtendrás es, en efecto, un gran kit para preparar pesto.
Después de fermentarla, agrega a la pasta unas cucharadas de aceite de oliva virgen extra, queso romano rallado y piñones o almendras molidas.

Esta pasta se fermenta igual que la albahaca de hoja entera. La ventaja de hacer pasta es que puedes usar parte del tallo, con lo que la planta se aprovecha al máximo y se minimizan los desperdicios. (No se recomienda usar la flor, porque da un sabor amargo).

Agrega esta pasta al final del tiempo de cocción de las salsas o las sopas. También puedes usarla como ingrediente para un aliño de ensalada.

INGREDIENTES:

• cualquier cantidad de hojas en un manojo de 115 g
• ¼ de cucharadita de sal marina sin refinar por racimo

Para desayunar: schmears

En los delicatessen de Nueva York se llama «schmear» a los condimentos de los bagels, como el queso crema. Estas pastas para untar pueden ponerse sobre cualquier cosa, desde un bagel (o similar) a una tostada, o unas tortitas.

Las instrucciones son las mismas. Ponemos el queso a temperatura ambiente en un procesador de alimentos con el resto de ingredientes. Añadir la salmuera que haga falta para conseguir una textura cremosa. Estas pastas para untar se conservan tapadas en el frigorífico durante 1 semana.

Schmear de hierbas aromáticas

INGREDIENTES:

• 225 g de queso crema a temperatura ambiente

• 1-2 cucharadas de pasta fermentada: cebollinos, albahaca, etc.

• algunas cucharaditas de salmuera fermentada o de limón exprimido

1. Pon el queso crema y la pasta en el procesador de alimentos y bátelos hasta que se mezclen.
2. Añade la cantidad de salmuera necesaria para obtener una textura cremosa.

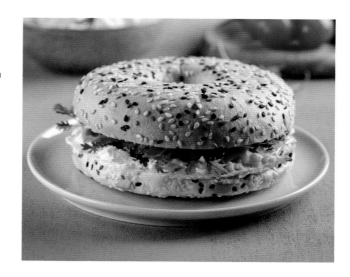

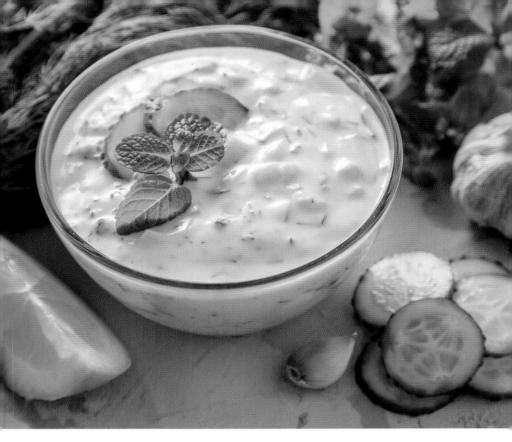

Salsa griega con kéfir

1. Rallamos los pepinos y escurrimos su jugo. Podemos aprovechar para beberlo, ¡es muy digestivo!
2. Pelamos el diente de ajo, lo rallamos y lo mezclamos con el pepino, el kéfir de cabra y las hojas de menta picadas finas. Aliñamos con aceite, vinagre, sal y pimienta.

Idea: Podemos servir esta salsa con pan pita integral tostado en forma de chips y espolvoreado con sésamo

Para 4 raciones
Tiempo de elaboración: 15 minutos

INGREDIENTES:

• 2 pepinos pequeños
• 1 diente de ajo
• 250 g de kéfir de cabra
• 7 hojas de menta
• 2 cucharadas de aceite de oliva virgen extra
• 1 cucharadita de vinagre de sidra o arroz
• sal marina y pimienta

Frittata de chucrut

Para 4 personas.
Sin gluten

INGREDIENTES:

- 1 cebolla mediana cortada fina
- 2 cucharadas de aceite de oliva virgen extra
- 6 huevos bio
- sal y pimienta negra recién molida
- ¼ de cucharadita de nuez moscada recién rallada
- 3 dientes de ajo picados
- 1 y ½ tazas de chucrut sencilla o vuestra chucrut preferida
- 2 cucharadas de mantequilla
- 2 cucharadas de queso parmesano (opcional)

1. Precalienta el horno a 175 °C.
2. Saltea la cebolla a fuego lento en 1 cucharada de aceite de oliva hasta que esté caramelizada; resérvala.
3. Rompe los huevos en un bol grande. Añádeles sal y pimienta al gusto, nuez moscada, la restante cucharada de aceite y el ajo. Bátelo un poco.
4. Aprieta suavemente el chucrut para eliminar la mayor parte del líquido; debe estar húmedo pero no goteando. Añade el chucrut y las cebollas caramelizadas frías en la mezcla de huevo.
5. Calienta un molde para el horno de 25 cm de diámetro a fuego medio-bajo. Derrite en él la mantequilla, apaga el fuego y vierte la mezcla de huevo y chucrut. Luego ponlo en el horno.
6. Hornéala de 20 a 25 minutos o hasta que esté lista.
7. Sácala del horno y espolvorea con queso (o al gusto).

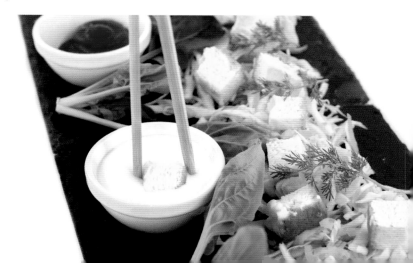

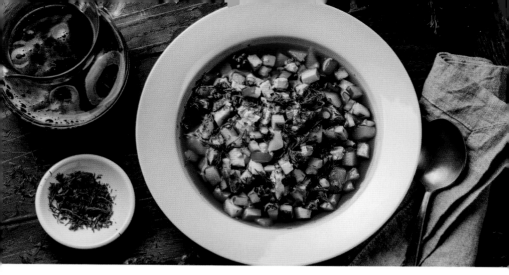

Okroshka (sopa de kvas)

1. Corta en trozos pequeños las patatas, la zanahoria, el nabo, los champiñones y el resto de las verduras que desees incorporar, y cocínalos al vapor o hiérvelos durante aproximadamente 10 minutos, hasta que se ablanden.
2. Si deseas incluir huevos, cuécelos en una olla separada durante alrededor de 10 minutos.
3. Corta las cebollas frescas, la manzana y el pepino en trozos pequeños.
4. Mezcla el kvas, la salmuera o el jugo de chucrut, la mostaza, el eneldo, el perejil y las verduras. Remueve bien y refrigera la mezcla durante al menos una hora.
5. Pela y corta los huevos.
6. Cuando estés listo para servir, añade a la sopa los huevos, la sal y la pimienta. Sirve en un cuenco con un cubito de hielo, acompañado de kéfir, yogur o nata agria.

Notas del chef. Tenéis la receta de kvas en el libro *Bebidas probióticas*.

Para **4 a 6 raciones**
Tiempo de elaboración: 2 horas

INGREDIENTES:
- 2 patatas
- 1 zanahoria
- 1 nabo
- 250 g de champiñones
- 3 huevos bio (opcional]
- 4 cebollas tiernas
- 1 manzana
- 1 pepino
- 1 litro de kvas
- ½ taza (125 ml) de salmuera de encurtidos o jugo de chucrut
- 2 cucharaditas (10 ml) de mostaza molida
- 1 cucharada (15 ml) de eneldo fresco o seco
- 1 cucharada (15 ml) de perejil fresco
- sal y pimienta al gusto

Brochetas de tempeh frito con verduras

2-3 raciones

INGREDIENTES:

• 1 bloque de tempeh fresco cortado en 4 trozos

• 1 tira de alga kombu

• 2 cucharadas de salsa de soja

• 2 calabacines cortados a rodajas gruesas

• 1 pimiento rojo cortado a trozos

• 1 cebolla cortada a cuartos

• 4 champiñones

Para el rebozado:

• harina semi-integral tamizada, sal marina, agua con gas, hierbas aromáticas secas, una pizca de cúrcuma.

1. Cocer el tempeh con agua que cubra la mitad de su volumen, el alga kombu y la salsa de soja durante 15 minutos.

2. Dejar enfriar, cortar cada trozo en cubos medianos.

3. Preparar la pasta para el rebozado con una consistencia no muy espesa. Enfriar en la nevera durante media hora (opcional).

4. Alternar las verduras con el tempeh en brochetas de madera.

5. Calentar una sartén grande con aceite para freír. Sumergir cada brocheta en la pasta de harina e inmediatamente en el aceite caliente. Freír unos minutos hasta que se doren y tengan una consistencia crujiente.

6. Escurrir en un papel absorbente el exceso de aceite y servir inmediatamente.

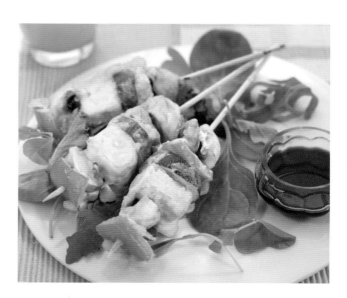

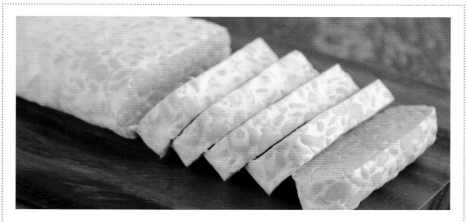

PARA CORTAR Y COCINAR EL TEMPEH...

- Cortarlo a lonchas muy finas y freírlo en una sartén con unas gotas de aceite de oliva.
- Cortarlo a lonchas y poner en el horno para que se dore.
- Cortarlo a dados, hervirlo uno o dos minutos, y añadirlo en ensaladas.
- Cortarlo a dados y añadirlo en estofados o guisos.

Tempeh frito

Se sumerge el tempeh cortado en aceite rnuy caliente. Se cocina hasta que esté dorado y se deja escurrir en papel absorbente.

Se sirve caliente y sazonado al gusto como principal fuente proteica de la comida. Se puede acompañar de algún cereal o vegetales o bien de ambos a la vez.

Si se desea más condimentado, pueden mezclarse 3-4 cucharaditas de tamari con un diente de ajo triturado o media cucharadita de ajo en polvo y echar la mezcla por encima de las rebanadas o trocitos de tempeh. Se deja reposar unos 20 minutos, se fríe y se sirve.

Tempeh a la plancha

Se corta el tempeh en dos rebanadas delgadas y se sazona al gusto.

Poner unas gotas de aceite en la plancha y, una vez caliente, se cocina a fuego lento. Se adereza con unas gotas de tamari u otra salsa y se sirve adornado con perejil y limón, o al gusto.

Croquetas de tempeh ahumado y miso

Para unas 15 unidades

Tiempo preparación:
25 minutos más
tiempo de reposo y de
horneado

INGREDIENTES:

• 70 g de lenteja coral

• 100 g de tempeh
ahumado

• 2 cucharadas de miso
blanco (shiro miso)

• 1 cucharadita de
cúrcuma o curry en
polvo

• sal marina y aceite de
oliva virgen extra

Para rebozar

• polenta (harina de maíz
gruesa)

1. Lavamos las lentejas y las ponemos a cocer en una cacerola con el doble de volumen de agua. Una vez se haya consumido el agua, seguir removiendo hasta que se espese y se seque un poco. Retirar y reservar.
2. Troceamos el tempeh y lo trituramos hasta tener migas gruesas. Lo mezclamos con el miso, la cúrcuma o el curry y el puré de lenteja coral. Probamos la sazón y añadimos poquita sal o algo más de miso si hiciera falta. Llevamos la mezcla a enfriar a la nevera durante unos 20 minutos.
3. Una vez esté frío, moldeamos con nuestras manos trocitos de masa del tamaño de una nuez grande y le damos la forma clásica de croqueta.
4. Una vez tengamos todas las piezas, las rebozamos en la polenta.
Calentamos el horno a 180 °C.
5. Colocamos todas las piezas en una bandeja para horno tapizada con papel para hornear, vertemos por encima de ellas un hilo de aceite de oliva y las cocemos hasta que estén doradas (hemos de darles la vuelta para que doren uniformemente).

Nota del chef. Podemos servir con una ensalada de endibias, trigo bulgur (u otro cereal), y semillas de girasol.

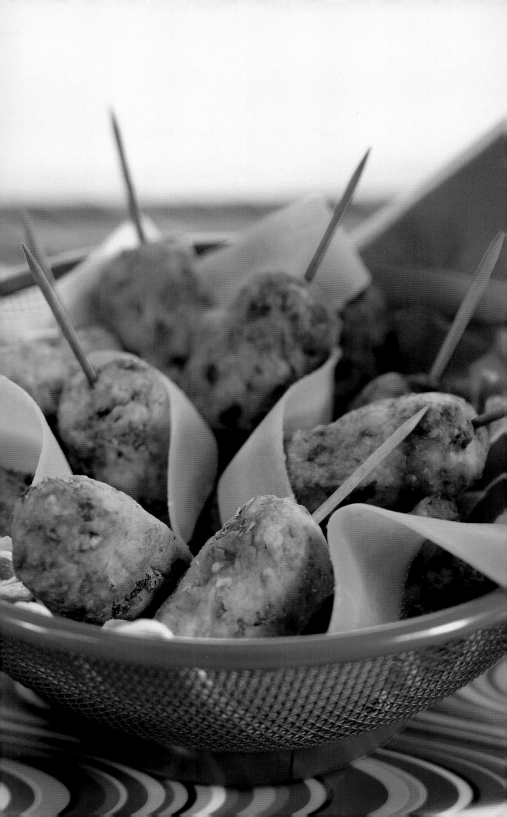

Lasaña de tempeh con salsa de anacardos

INGREDIENTES.

Para la salsa de tomate y tempeh:

- ½ litro de salsa de tomate tipo puré
- 2 cebollas, finamente picadas
- 6 dientes de ajo picados
- 200 g de tempeh
- 2 cucharadas de salsa de soja tamari
- 1 cucharada de hojas secas de albahaca, picadas
- 1 cucharadita de azúcar
- 1 cucharadita de sal

pimienta negra recién molida al gusto

1. Picamos finamente el tempeh. Luego se calienta una cucharada de aceite de oliva en una sartén, y se fríe unos 7 minutos, hasta que se dore y tome tonos marrones. Entonces le añadimos el tamari y se fríe unos minutos más, hasta que el líquido se evapore.

2. Quitamos el tempeh de la sartén, añadir un poco más de aceite, y freir las cebollas hasta que transparenten.

3. Le añadimos la albahaca seca, freir unos segundos y añadir a la sartén el resto de ingredientes.

4. Se deja hervir la salsa a fuego lento unos 20 minutos, mientras preparamos la crema de anacardos.

5. Echar en una sartén pequeña los anacardos con 100 cc de leche de avena y la margarina para crear una crema espesa, a fuego medio. Cuando comience a burbujear se añade la harina de trigo, batiendo todo el tiempo. Freír unos pocos minutos.

6. Añadir poco a poco el resto de la leche de avena, batiendo suavemente a medida que la vamos incorporando.

7. Subir un poco el fuego a medio-alto, sin cesar de remover todo el tiempo. Una vez que espese añadir la levadura y calentar unos minutos más. La salsa será bastante espesa; añadir la sal, la pimienta verde y el jugo de limón.

Para el montaje podéis utilizar las placas de pasta que prefiráis, hay unas con espinaca que están muy bien.

8. Untamos la sartén con aceite de oliva y extendemos una capa delgada de salsa de tomate sobre el fondo. Cubrir la salsa con 4 hojas de lasaña, y extender un poco de salsa de tomate más sobre la pasta.

9. Ahora se añade más o menos una quinta parte de la salsa de anacardos sobre la capa de tomate. Luego se agregan sucesivamente tres capas más de pasta cubierta con las dos salsas.

10. Reservar un poco de salsa de anacardos para la última capa, y extenderla uniformemente a lo largo de la lasaña en su conjunto.

11. Terminaremos con 4 capas de pasta, una capa de salsa de tomate, tempeh debajo, y una capa de la salsa cremosa de anacardo por encima.

12. Poner la lasaña al horno, a 200 °C durante unos 30 minutos, hasta que la salsa blanca se dore bien, y dejar que se enfríe unos 10 minutos antes de servir.

para la crema de anacardos:

• 3 cucharadas de margarina bio

• 4 cucharadas soperas de harina de trigo integral

• 3 cucharadas grandes de nueces de anacardo y

• 100 cc leche de avena

• 900 cc de leche de avena

• 8 cucharadas soperas de levadura de remolacha (o de cerveza) en copos

• 1 cucharadita de pimienta verde, molida

• 1 y ½ cucharadas de jugo de limón

• 1 cucharadita de sal, al gusto

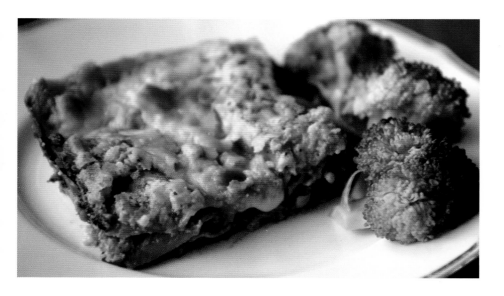

Tempeh a la menta

Para 2 personas

INGREDIENTES:
- 1 paquete de tempeh fresco cortado en 4 trozos
- 1 tira de alga kombu
- 2 cucharadas de salsa de soja
- 2 cucharadas de jugo concentrado de manzana
- 3 cucharadas de menta fresca picada
- harina de maíz
- 2 cucharadas de endulzante natural de cebada y maíz

1. Cocer el tempeh con agua que cubra la mitad de su volumen, la salsa de soja, y el alga kombu, durante 15 minutos. Cortar los trozos de tempeh en dados medianos.
2. Calentar una sartén, añadir un fondo de aceite de oliva y el tempeh, saltearlo unos minutos. Traspasarlo a una fuente para servir.
3. Calentar el líquido sobrante de cocer el tempeh. Añadir el jugo concentrado de manzana y el endulzante natural al gusto. Diluir un poco de harina de maíz con agua fría y añadirla a la salsa, removiendo constantemente hasta obtener una consistencia transparente y espesa.
4. Mezclar la menta cortada fina con la salsa y verterla sobre el tempeh. Servir caliente.

Kimchi con queso

Por persona

INGREDIENTES:
- 225 g de queso crema a temperatura ambiente
- 4 cucharadas de kimchi
- unas cucharaditas de salmuera de kimchi fermentado o de zumo de limón

1. Pon el queso crema y el kimchi en el procesador de alimentos y tritúralos hasta que queden bien mezclados.
2. Añade la salmuera que haga falta para conseguir una textura cremosa.

Notas del chef. También puedes preparar una chucrut con queso con el mismo procedimiento. Necesitarás: 225 g de queso crema a temperatura ambiente; 85 g de queso feta; 1 taza de la chucrut preferida (de limón, griego de limón y menta, etc.) y unas cucharaditas de salmuera fermentada o de zumo de limón.

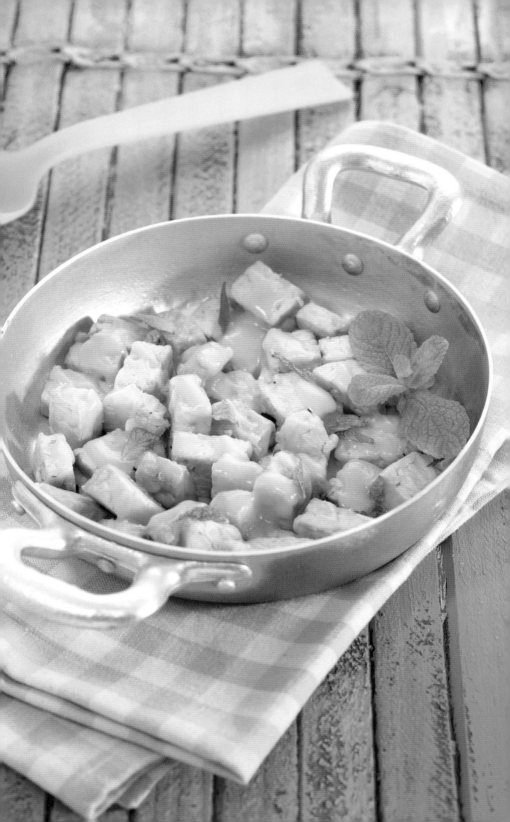

Ensalada de garbanzos

INGREDIENTES:

- 250 g. de tempeh
- 400 g de garbanzos cocidos
- 4 cucharadas soperas del caldo de los garbanzos
- una cucharada sopera de salsa de soja o shoyu
- una cucharada y media de aceite de oliva
- una cucharada de vinagre (opcional).

Condimentos:

- un diente de ajo picado o ajo en polvo
- una pizca de sal
- una pizca de albahaca y mejorana
- un trocito de cebolla picada
- una ramita de perejil picado
- 6 cucharadas de mahonesa
- una pizca de pimienta negra (opcional)

1. Se fríen 250 g de tempeh tal como se ha explicado antes. Se ponen sobre papel absorbente y se dejan enfriar.
2. Se reducen a puré el resto de ingredientes.
3. Se corta el tempeh en trocitos pequeños, y se mezcla con el puré, añadiendo los condimentos.
3. Se deja reposar en el refrigerador durante dos horas y se sirve acornpañado de lechuga. Es un plato muy nutritivo y apetitoso.

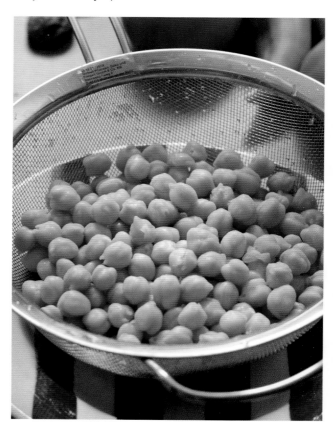

Sopa de lenteja coral con tempeh frito

1. Pelar y picar la cebolla, rehogarla con las especias durante 3 minutos a fuego medio-bajo. Retirar y triturar con un poco de agua.
2. Pelar la patata y cortarla a dados pequeños. Poner en la olla junto con las lentejas y la pasta de cebolla y echar 1,5 l de agua. Dejar que alcance el punto de hervor y dejar cocer durante 25 minutos. Retirar.
3. Diluir el tahini con un cucharón de la sopa añadir la salsa de soja, mezclar y agregar a la sopa mezclando bien.
4. Cortar el tempeh en trocitos pequeños y saltearlos durante 5 minutos en una sartén con una cucharada de aceite de oliva hasta que queden dorados. Retirar.
5. Tostar ligeramente las semillas de calabaza en una sartén.
Servir la sopa y colocar en el centro un poco del tempeh frito y las semillas de calabaza tostadas alrededor.

Notas del chef. "Ras-el-Hanout" es una mezcla de especias de origen magrebí. Puedes encontrarlas en tiendas de alimentos asiáticos o magrebíes o en grandes supermercados. Pero puedes también utilizar sólo el curry.

Para 6 raciones
Elaboración: 40 minutos

INGREDIENTES:

- 1 cebolla picada
- 2 cucharadas de aceite de oliva
- 2 cucharadita de "Ras-el-Hanout"
- 2 cucharadita de comino o curry
- 250 g de lentejas coral
- 1 patata
- 4 cucharadas de semillas de calabaza
- 2 cucharadas soperas de tahine (pasta de sésamo)
- media taza de salsa de soja
- 200 g de tempeh

Bocaditos mediterráneos

INGREDIENTES:

• hojas de acedera (*Rumex acetosa*), malva (*Malva sylvestris*), acelga silvestre (*Beta vulgaris*)

• tomates cherry partidos en cuartos

• queso en trocitos

• agua de manantial

• sal

• especias (hojas de laurel, romero, etc.)

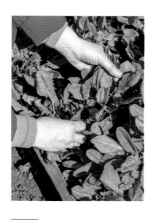

1. Se colocan las hojas de acedera, malva o acelga silvestre totalmente extendidas y se ponen encima 3 cuartos de tomate cherry, dos trocitos de queso y una pizca de sal sobre la hojas.

2. Para envolver este «relleno», primero hay que coger la hoja y doblarla hacia adentro, por su parte más larga, y después los extremos, primero la punta de la hoja hacia adentro y después el otro extremo (el del tallo). El truco para que se quede compacto y no se salga todo, está en colocar los ingredientes (los tomates cherry, el queso y la sal) un poco más cerca de la punta de la hoja, que en el propio centro de la misma. Así, cuando empecéis a «empaquetar» todo comenzando por la punta, os quedará libre un trozo grande en el extremo más cercano al tallo. Esto facilita que luego podáis darle una vuelta más al paquete, insertar el tallo largo de la hoja en un agujerito que se puede realizar con las uñas a lo largo de la vena central de la hoja, y pasar por ahí el tallo tal y como vemos en la imagen. En resumen:

• Colocad los ingredientes (tomate, queso, etc.) en la parte más cercana a la punta de la hoja

• Doblad los extremos más largos de la hoja hacia el centro,

• Envolved el relleno en una vez, hasta quedaros solo con el paquete y un trozo de tallo largo.

• Haced un agujerito con las uñas en la vena central de la hoja y pasad por esta el tallo, para que se quede compacto.

2. Echad estos paquetitos de acedera en un bote de cristal. Haced una salmuera a parte con una cucharilla de sal y agua de manantial e id llenado el bote con esta hasta cubrir todo.

3. Añadid una hoja de laurel, romero, pimienta negra u otras especias

Magdalenas de calabacín con especias

1. Precalienta el horno a 175 °C. Engrasa un molde para 12 magdalenas.
2. Bate en un bol grande el aceite de coco, el azúcar, los huevos y la vainilla.
3. En otro recipiente, tamiza la harina, la levadura, las especias y la sal.
4. Agrega a la mezcla húmeda los calabacines fermentados y los ingredientes secos de forma alterna. Incorpora las pasas y las nueces.
5. Llena dos tercios de su volumen los moldes para magdalenas.
6. Hornéalas durante 35 a 40 minutos, o hasta que insertes un palillo de dientes en el centro y salga limpio.
7. Deja que las magdalenas se enfríen durante unos minutos antes de sacarlas del molde.

Nota del chef. Se necesita poco tiempo para preparar estas magdalenas para el horno, porque los calabacines ya están preparados.

Para 12 magdalenas grandes

INGREDIENTES:

- 6 cucharadas de aceite de coco, derretido y frío
- 1/3 de taza de azúcar o panela
- 2 huevos bio
- 1 y ½ cucharadita de extracto de vainilla
- 2 tazas de harina para todo uso, sin blanquear
- 2 y ½ cucharaditas de levadura en polvo
- 1 cucharadita de canela
- ¾ cucharadita de pimienta de Jamaica
- ½ cucharadita de jengibre molido
- ½ cucharadita de nuez moscada
- ½ cucharadita de sal
- 2 tazas de chucrut de calabacín
- ½ taza de pasas o pasas de Corinto
- ½ taza de nueces picadas

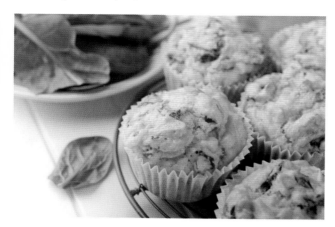

Quiche de chucrut

Para 6 a 8 raciones

El chucrut ahumado le da a este plato un rico sabor «a carne», aunque es una receta totalmente vegetariana.

INGREDIENTES.

Para la corteza:

• 1 y 1/3 de tazas de harina para todo uso sin blanquear

• 7 cucharadas de mantequilla fría cortada en trozos pequeños

• 1 huevo bio

• 1 pizca de sal

Para el relleno

• 2 tazas de chucrut (puede ser ahumado) con la salmuera escurrida

• 225 g de queso suizo rallado

• 3 huevos bio

• ½ taza de leche mezclada con ½ taza de nata

• ¼ de cucharadita de nuez moscada

1. Para hacer la corteza: pon la harina en un bol y frótalo con la mantequilla. Agrega el huevo y la sal, y mézclalo todo con un tenedor hasta conseguir una textura de grano grueso.

2. Pon la masa en una superficie de trabajo enharinada y amásala ligeramente hasta que la mezcla sea consistente. Trata de no trabajarla demasiado.

3. Da a la masa forma de disco de 10 centímetros, envuélvela en plástico y déjala en la nevera 30 minutos.

4. Mientras tanto, prepara el relleno: pon el chucrut escurrido en un tazón y mézclalo con el queso rallado. En otro tazón, bate los huevos con la leche y la nata; agrega la nuez moscada.

5. Precalienta el horno a 175 °C.

6. Saca la masa de la nevera y deja que se ablande durante 5 minutos. Estira la masa en tu superficie de trabajo, usando el rodillo de amasar para que la masa quepa en un molde para pasteles de 23 centímetros. Ajusta la corteza en el molde y dobla los bordes.

7. Extiende la mezcla de chucrut y queso por la corteza uniformemente, luego vierte la mezcla de huevo encima.

8. Hornea el quiche durante 30 minutos, hasta que quede bien dorado. Deja que se enfríe de 5 a 10 minutos antes de servirlo.

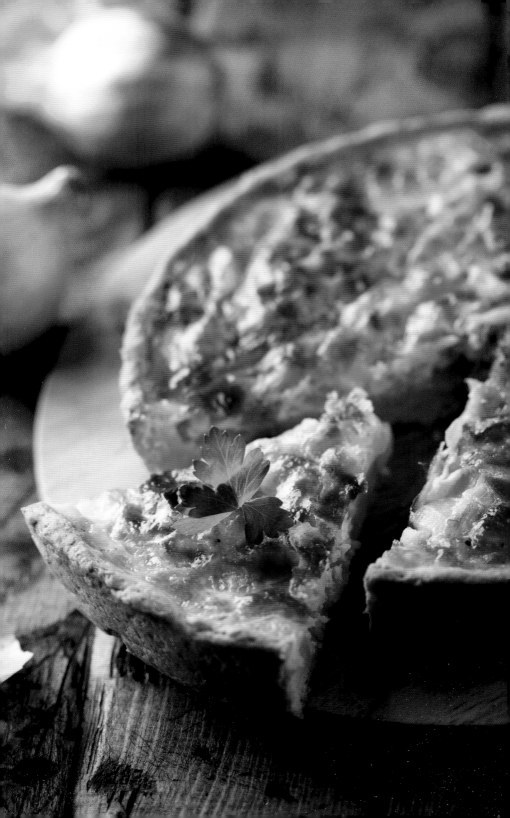

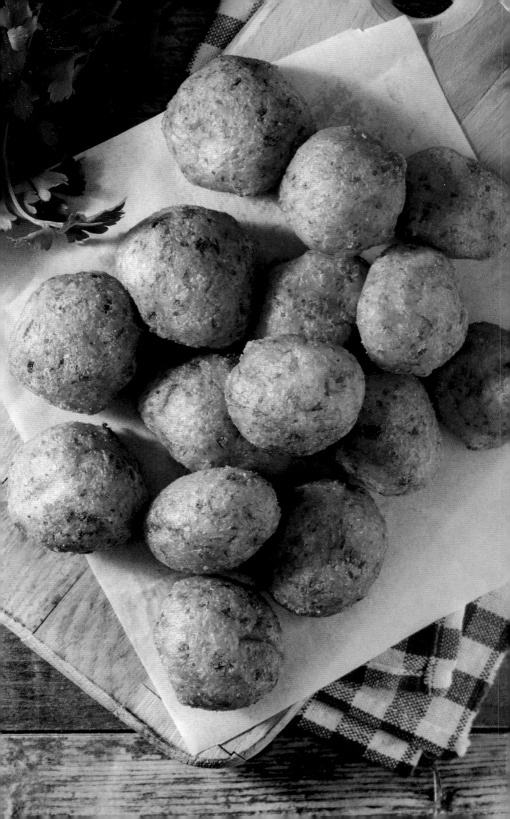

Buñuelos de chucrut

Una gran mayoría no podemos resistirnos a los fritos crujientes, y estas bolas cremosas y ácidas no son una excepción. Podéis usar diversos tipos de pickles o chucrut, porque quedan bien con casi cualquier sabor. Servidlas como un aperitivo caliente o como una guarnición sofisticada, con salsa de mostaza para mojar.

1. Pon la proteína vegetal en un procesador de alimentos y pícala fino.
2. Derrite la mantequilla en una sartén y agrega la cebolla y la proteína. Saltéalas hasta que la cebolla esté transparente y ligeramente dorada.
3. Agrega la harina, la mostaza y la leche. Esta mezcla se espesará rápidamente; sigue removiéndola hasta que la harina y la leche estén cocidas. Se convertirán en una pasta esponjosa.
4. Retira la sartén del fuego y déjala enfriar. Añade un poco de chucrut y el perejil.
5. Cuando la pasta esté lo bastante fría para manejarla, da forma de bolas, del tamaño de una nuez. Estarán pegajosas, así que, enróllalas en un plato de harina de patata, cubriéndolas con una capa ligera. (Esto ahorra el paso de bañarlas en huevo batido y pan rallado y proporciona bolas con una textura crujiente y una pizca de sabor a las patatas fritas).
6. Mezcla la mostaza con la crema agria.
7. Calienta el aceite en una freidora o una sartén. Suelta los buñuelos en el aceite caliente y fríelos hasta que estén dorados, aproximadamente 5 minutos. Sírvelos calientes con la salsa de mostaza al lado.

Para 16 buñuelos

INGREDIENTES:
- Proteína vegetal tipo heura
- 1 cucharada de mantequilla bio
- 1 cebolla pequeña picada fina
- 1 taza de harina para todo uso, sin blanquear
- una pizca de mostaza seca o ½ cucharadita de mostaza preparada
- 1 taza de leche semidesnatada (o leche vegetal)
- 2 tazas de chucrut, escurrida y picada fino
- 12 cucharadas de perejil picado
- ½ taza de harina de patata
- aceite de coco para freír

SALSA DE MOSTAZA PARA BUÑUELOS DE CHUCRUT

INGREDIENTES:
- ½ taza de mostaza Dijon y ½ taza de crema agria

Polenta fermentada

INGREDIENTES

- ½ taza de polenta
- 1,5 tazas de agua
- 2 cucharadas de yogur de soja (natural, sin azucarar y sin sabores)

1. Mezcla los tres ingredientes y métalo en un bote con tapa hermética. Ciérralo y deja que fermente 12-24 horas (si hace mucho calor, en 12 horas ya tendrá muchas burbujitas).

Tras este tiempo ya tienes lista tu polenta, solo tienes que cocerla como la normal, pero con 1 taza de agua y hasta que esté tierna (y con la consistencia que quieras).

Para que fermente: el yogur ha de tener fermentos, o bien usaremos una cápsula de probióticos. La temperatura a ser posible que no baje de 18 °C ni suba de 26 °C, porque si no, no fermentará, o se pondrá malo. Cuando la mezcla tenga aspecto esponjoso estará lista.

El olor de una polenta bien fermentada tiene que ser ligeramente ácido, no acre.

Cómo saber si se ha puesto mala: si en lugar de ser una masa esponjosa se forma una masa informe, irregular, con manchas de colores más oscuros… es que se ha estropeado.

Notas del chef: La polenta es muy fácil de preparar, básicamente solo hay que hervir la sémola de maíz con agua, sal y las especias que queramos. La polenta fermentada queda genial para servir con snacks salados como unas aceitunas, o pepinillos, o berenjenas encurtidas.

El resultado tiene un sabor muy bueno y una textura granulada original, parecida a un cuscús o quinoa cocida.

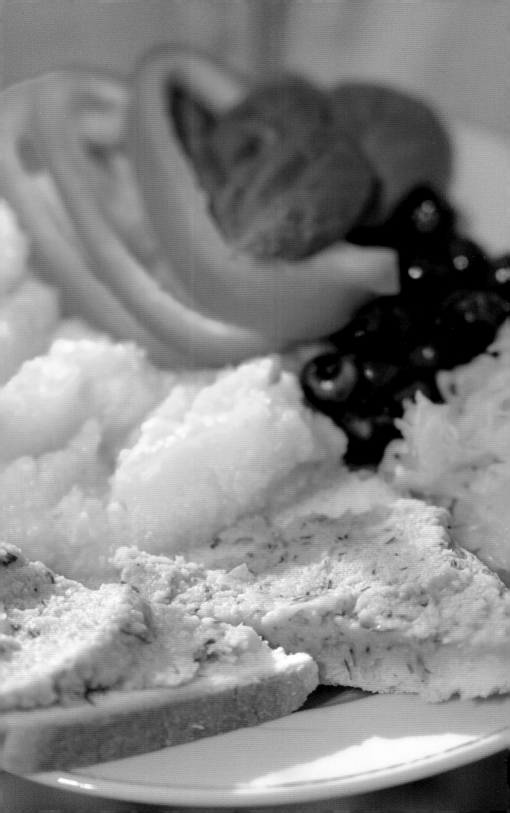

Queso tierno de ortiga

INGREDIENTES:

- cuajada de ortiga
- sal (opcional)

1. Una vez elaborada la cuajada de ortiga (ver receta en pág. 156), filtrad con una gasa, dejando caer el suero en un bote de cristal como haríamos con el Labneh (queso de yogur) y dejaremos la cuajada seca en el paño. Es un modo de concentrar esa cuajada extrayendo y filtrando el suero. Básicamente lo que hacemos es aprovechar un fermento (la cuajada) que tenemos elaborado, para dar un paso más y elevarlo a «queso».

2. Después de unas 24 o 72 h dejando filtrar la cuajada, prensadla. Si deseáis salar el queso, es un buen momento para hacerlo, porque una vez compactado resulta realmente inviable hacerlo. Para prensar vuestro queso, dejad la cuajada filtrada en un escurridor y ponedle un peso encima, esperad unas 4 horas, dadle la vuelta y dejadla otras horas más.

3. Después de esto, el queso ya está hecho. Podéis dejarlo incluso un día entero más si lo deseáis especialmente seco o compacto.

Si elegimos la ortiga como cuajo vegetal, obtendremos un sabor bastante suave a vuestro queso.

Notas del chef. Como haría con cualquier queso tierno, es excelente en ensaladas, en tostadas con miel y frutos secos. También lo podéis hacer helado, o solo, derritiéndose en vuestra boca. Lo hermoso de todo ello es que os estáis tomando las propiedades de la leche que hayáis escogido y las de la ortiga, dos en uno, en cada bocado.

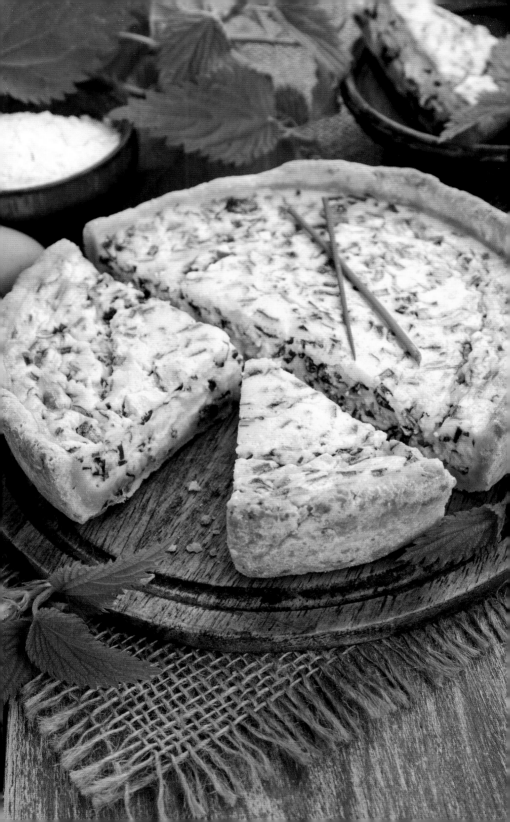

Cuajada de ortiga

Receta original de
Andrea Martín Leache

INGREDIENTES:

• 1 buen puñado de
hojas de ortiga bien
limpias
• 500 ml leche
pasteurizada o cruda de
vaca / oveja / cabra

1. Verted la leche en un bote y colocad las hojitas de ortiga dentro (un buen ramillete).
2. Dejad fermentar a temperatura ambiente durante 24-72 h o hasta que esté cuajada; es decir, cuando al mover ligeramente el bote, ya no se moverá la leche líquida sino que comenzaréis a ver una consistencia tipo flan o cuajada.
3. Esperad bien a que esté cuajada del todo. Si colocáis el bote en un armario o en una zona más caliente de la cocina, tardará menos en cuajarse. Retirad las hojitas de ortiga con los dedos (los pelitos urticantes con la leche ya no pican).
4. Después cerrad el bote y conservadlo en el frigorífico para su consumo. Lo mejor es comerla en crudo (por ejemplo con frutas y miel) y no cocinada, pues así nos introducimos el 100% de propiedades que tiene.

Para perpetuar la cuajada, seguid los siguientes pasos:
1. Coged una cucharadita de cuajada de ortiga y echadla en un tarro de cristal. Añadir leche hasta arriba.
2. Removed bien para que todas las bacterias presentes en la cucharadita de cuajada se mezclen con la leche.
3. Tapad con un trapo para que no entren moscas o insectos y dejad todo fermentar a temperatura ambiente hasta que se vuelva a cuajar (normalmente 1-2 días).
4. Una vez cuajada, cerrad el bote de cristal y guardadlo en la nevera para consumirlo.

Para veganos: si os fascina el mundo de las leches vegetales y queréis evitar las leches de vaca, oveja o cabra, ¡hay una alternativa! La ortiga también cuaja leches vegetales, como la de almendras o la de coco. Conviene descartar las leches de frutos secos.

Apéndice

Las tazas americanas y su peso

La costumbre americana de dar cantidades en tazas (por volumen) es una realidad, incluso venden aún un pote de metal con las medidas de la taza americana en algunas ferreterías. El volumen de la taza americana es de un cuarto de litro, y optamos por incluir unas tablas de conversión del peso aproximado que corresponde a los alimentos más comunes, y que reproducimos de nuevo aquí.

De todas formas, con la costumbre veréis que una «taza» es una excelente y muy práctica manera de tomar las medidas de los ingredientes que vayamos a cocinar. Con un poco de práctica, todo el mundo lo puede hacer así enseguida. Y seguramente se disfruta más así, porque permite cocinar con mayor soltura.

Frutas y fruta pasa desecada
Manzanas (en rodajas). . . . . . 150 g
Frutas al horno . . . . 175 g
Plátanos (chafados) . . . . 160 g
Dátiles (cortados). . . . . 200 g
Naranja (en gajos o rodajas). 150 g
Melocotones en rodajas . . . . 150 g
Pasas de Corinto . . . . 200 g
Uvas . . . . 150 g

Cereales y derivados
Pan rallado . . . . 130 g
Copos de avena. . . . . 100 g
Harina de maíz. . . . . 150 g
Sésamo semi molido . . . . 150 g
Pan integral rallado . . . . 100 g
Harina integral de trigo. . . . . 140 g
Trigo en granos . . . . 200 g
Espagueti integrales . . . . 100 g
Arroz integral . . . . 200 g

Arroz integral cocido. . . . . . . 200 g
Harina de arroz. . . . . 150 g
Maíz. 120 g
Germen de trigo . . . . 125 g
Tahini (crema de sésamo) . . . 240 g

Legumbres y derivados
Alubias . . . . 200 g
Garbanzos cocidos . . . . 200 g
Harina de soja . . . . 140 g
Grano de soja. . . . . 200 g
Grano de soja cocido . . . . . . 200 g
Tofu cortado a dados . . . . . . 100 g

Queso y productos lácteos
Leche en polvo descremada. . 80 g
Queso (cortado a dados) . . . 125 g
Queso rallado . . . . 125 g
Queso manchego . . . . 140 g
Queso Emmental. . . . . 125 g

Queso parmesano . . . . 140 g
Requesón . . . . 250 g
Yogur (2 yogures normales) . 250 g
Mantequilla . . . . 240 g

Frutos secos
Cacahuetes . . . . 120 g
Coco rallado . . . . 80 g
Anacardos . . . . 125 g
Nueces picadas . . . . 110 g
Piñones o pipas de girasol . . 100 g
Mantequilla de cacahuete . . 240 g

Varios
Levadura de cerveza . . . . 80 g
Miel . . . . 330 g
Melaza . . . . 330 g
Azúcar integral . . . . 195 g
Margarina . . . . 240 g

Verduras y hortalizas
Coliflor . . . . 150 g
Soja germinada . . . . 100 g
Brécol troceado . . . . 150 g
Champiñones (cortados) . . . . 100 g
Guisantes verdes . . . . 160 g
Guisantes (en puré) . . . . 200 g
Col (picada o troceada) . . . . . 140 g
Puerros (en rodajas) . . . . 120 g
Zanahoria (rallada) . . . . 160 g
Olivas . . . . 120 g
Pimiento . . . . 150 g
Apio (picado) . . . . 150 g
Tomate . . . . 250 g
Cebolla (picada)

Bibliografía

Para saber más

Aubert, Claude. *Les aliments fermentés traditionnnels.* Ed. Terre Vivante.

Ellix Katz, Sandor. *Pura fermentación.* Ed. Gaia.

Ellix Katz, Sandor. *El arte de la fermentación.* Ed. Gaia.

Fréderic, Marie-Claire y Stutin, Guillaume. *Aliments fermentés, aliments santé.* Ed. Alernatives.

García-Orea Haro, Blanca. *Dime qué comes y te diré qué bacterias tienes.* Ed. Grijalbo.

Hwang, Caroline. *Bebidas probióticas.* Ed. Lunwerg.

Lázaro, Luis-Antonio. *Microbiótica.* Ediciones i.

Martín Leache, Andrea. *Los fermentos del bosque.* Distr. Amazon.

Moreno, Ana. *Fermentados vegetales para flexivegetarianos.* Ed. Obelisco.

Pike, Charlotte. *Fermentados.* Ed. Omega.

Redzepi, René. *La guía de fermentación de Noma.* Ed. Neocook.

Ruiz, Robert. *Fermentar.* Ed. Cinco Tintas.

Schinner, Miyoko. *Quesos caseros sin lácteos.* Ed. Sirio.

Shih, Rich y Umansky, Jeremy. *La alquimia del koji.* Ed. Neo-Cook.

Shockey, Kirsten y Christopher. *Vegetales fermentados.* Ed. Gaia.

Torres, Laura. *Bebidas probióticas.* Ed. Robin Book.

Vv.Aa. *Fermentación para principiantes.* Ed. Edaf.

Vergés, Marta. *Los fermentados.* Ed. Cossetània.

Yoon, Sook-ja. *Good Morning, Kimchi.* Ed. Hollym International.

Zorokiain, Nerea. *Fermentación.* Ed. Instituto Macrobiótico Nishime.

Zorokiain, Nerea. *La cocina probiótica.* Ed. Grijalbo.

- Agradecemos la información facilitada por «Vegetalia», pioneros en la elaboración de tempeh. En estos momentos son la empresa elaboradora con más variedad de tempeh de toda Europa.
- Gracias a Eleonora Flores Ramírez por sus informaciones sobre el pozol.
- Gracias especiales a Nerea Zorokiaín y los compañeros de la revista «Integral».
- Más sobre Sandor E. Katz en: sandorkraut@wildfermentation.com
- El alga cochayuyo se encuentra en las tiendas de dietética de nuestro país distribuida, como complemento alimenticio. (www.brotasol.com).

En la misma colección:

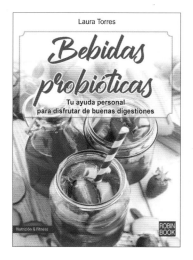

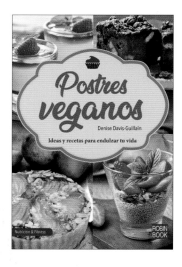

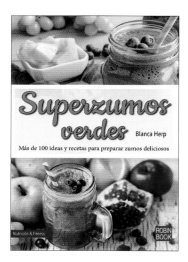

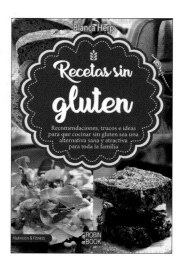

Puedes visitar nuestra página web
www.redbookediciones.com
para ver todos nuestros libros:

Puedes seguirnos en:

 redbook_ediciones

 @Redbook_Ed

 @RedbookEdiciones